ANJALI BHARAT

Análise dos Métodos de Regeneração Óssea Guiada: Uma Revisão da Literatura

ANJALI BHARAT

Análise dos Métodos de Regeneração Óssea Guiada: Uma Revisão da Literatura

ScienciaScripts

Imprint

Cover image: www.ingimage.com

This book is a translation from the original published under ISBN 978-620-8-01307-3.

Publisher:
Sciencia Scripts
is a trademark of
Dodo Books Indian Ocean Ltd. and OmniScriptum S.R.L publishing group

120 High Road, East Finchley, London, N2 9ED, United Kingdom
Str. Armeneasca 28/1, office 1, Chisinau MD-2012, Republic of Moldova, Europe
Printed at: see last page
ISBN: 978-620-8-11149-6

RECONHECIMENTO

Sem o reconhecimento das grandes pessoas que me apoiaram, este trabalho não teria a importância que merece. Assim, para começar, gostaria de agradecer ao ***Todo-Poderoso*** *generoso e liberal que me criou para que eu pudesse chegar aqui onde estou hoje, por me dar força para revirar todas as pedras colocadas no meu caminho.*

Os meus agradecimentos ao ***DR. B.S. TOMAR*** *(Presidente, NIMS) por me ter proporcionado a oportunidade certa nesta universidade para realizar o estudo.*

Gostaria de começar por agradecer aos meus respeitados professores ***DR. M K SUNIL****, Diretor da Faculdade de Medicina Dentária NIMS. Estou-lhe grato pelos conselhos que me deram e por terem respondido prontamente às minhas perguntas e dúvidas. O meu sentimento de gratidão para com eles durará toda a vida.*

Expresso a minha mais profunda gratidão ao ***DR. SUNIL SHARMA****, Professor Sénior, Diretor e Reitor, NIMS Dental College And Hospital, Pro Vice-Chanceler, NIMS University* ***,DR. AMIT KUMAR SHARMA****, Professor e Chefe de Departamento, Departamento de Cirurgia Oral e Maxilofacial, pelos seus profundos conhecimentos, compreensão do assunto, atitude paternal e encorajamento constante ao longo do meu trabalho de dissertação na biblioteca.*

Expresso a minha gratidão ao ***DR. VIKRAM SHARMA,*** *Professor, Departamento de Cirurgia Oral e Maxilofacial, NIMS Dental College, Jaipur.*

Estou extremamente grato aos meus pais ***MR. RAJEEV KUMAR SINGH*** *e à* ***Sr.ª SHOBHA DEVI SHOBHA DEVI****, pelas suas bênçãos e pelo investimento que fizeram em mim. Sem a sua fé, não teria conseguido alcançar este objetivo.*

Gostaria de expressar o meu amor e os meus cumprimentos à minha irmã mais velha, ***DR. POOJA BHARAT*** *por estar sempre presente nos meus pensamentos da forma mais positiva.*

Gostaria de agradecer a ajuda e o apoio do meu colega **de pós-graduação, DR. UTHAM CHAND B.** *pelos seus esforços incansáveis para me ajudar de todas as formas possíveis.*

Gostaria de agradecer aos meus simpáticos e prestáveis seniores ***DR. DEVARSHI PANDYA, DR. ASHMEET KAUR, DR. SHRUTI AJMERA, DR. ARAVIND ANTO B. .***

Gostaria de expressar os meus mais profundos agradecimentos ao meu júnior pela sua participação e empenho no meu trabalho de investigação.

A minha profunda gratidão vai para a minha amiga mais próxima e mais querida, a ***Dra. Shruti Ajmera e o Dr. Aravind Anto B.****, que têm sido os meus pilares de apoio e conforto nos momentos difíceis. Agradeço todo o apoio e inspiração.*

DR. ANJALI BHARAT

CONTEÚDO:-

INTRODUÇÃO

A regeneração óssea guiada (ROG) é um procedimento de enxerto ósseo que utiliza uma membrana de barreira de cobertura para bloquear a invasão de tecidos moles. A técnica de enxerto ósseo para reparar defeitos ósseos à volta de um implante dentário chama-se ROG.

O tecido ósseo apresenta um notável potencial regenerativo e restaura perfeitamente a sua estrutura e propriedades mecânicas originais. No entanto, esta capacidade pode falhar em determinadas condições1. Os factores que dificultam ou mesmo impedem a reparação óssea incluem: falha no fornecimento vascular; instabilidade mecânica; defeitos de grandes dimensões; tecidos concorrentes de elevada atividade proliferativa:

- Osteoindução por factores de crescimento

- Osteocondução por enxertos ou substitutos de osso autógeno

- Transferência de células estaminais ou células progenitoras que se diferenciam em osteoblastos

- Osteogénese de distração

- A ROG utilizando membranas de barreira A ROG, normalmente em combinação com um material de enxerto ósseo, é o método mais amplamente utilizado para aumentar o osso na prática dentária de rotina[2].

A necessidade de ROG é determinada pelo tipo e tamanho da parede óssea remanescente. Quando os implantes são colocados imediatamente após a extração do dente, a cicatrização óssea é conseguida sem ROG se todas as paredes ósseas circundantes estiverem intactas. Por outro lado, a necessidade de ROG aumenta à medida que a perda da parede óssea aumenta. Assim, a ROG deve ser efectuada em casos de grandes defeitos ou perda de parede óssea[2]

Objectivos do aumento ósseo com GBR

O principal objetivo de um procedimento de ROG é a obtenção de uma regeneração óssea bem sucedida na área do defeito com elevada previsibilidade e uma estabilidade a longo prazo para o implante integrado. O procedimento de ROG também deve ter um baixo risco de complicações. A distinção entre complicações pós-cirúrgicas precoces, tais como exposições de membranas e infecções, e complicações tardias é essencial para um melhor prognóstico dos casos que utilizam a regeneração óssea guiada. As complicações tardias são observadas durante a função do implante e são principalmente infecções peri-implantares nestes implantes, muitas vezes desencadeadas por bactérias patogénicas instaladas nas superfícies micro rugosas expostas do implante na área da crista[3].

O objetivo secundário deve ser a obtenção de um resultado bem sucedido com o menor número de intervenções cirúrgicas, uma baixa morbilidade para o doente e um período de cicatrização reduzido. 3,4].

Uma nova abordagem cirúrgica com um número reduzido de procedimentos cirúrgicos, uma baixa morbilidade para o doente ou um tempo de tratamento curto não deve reduzir a previsibilidade de resultados regenerativos bem sucedidos nem aumentar o risco de complicações.

Por conseguinte, todos os aspectos são importantes, mas os objectivos principais devem ter sempre uma prioridade clara[6,7]

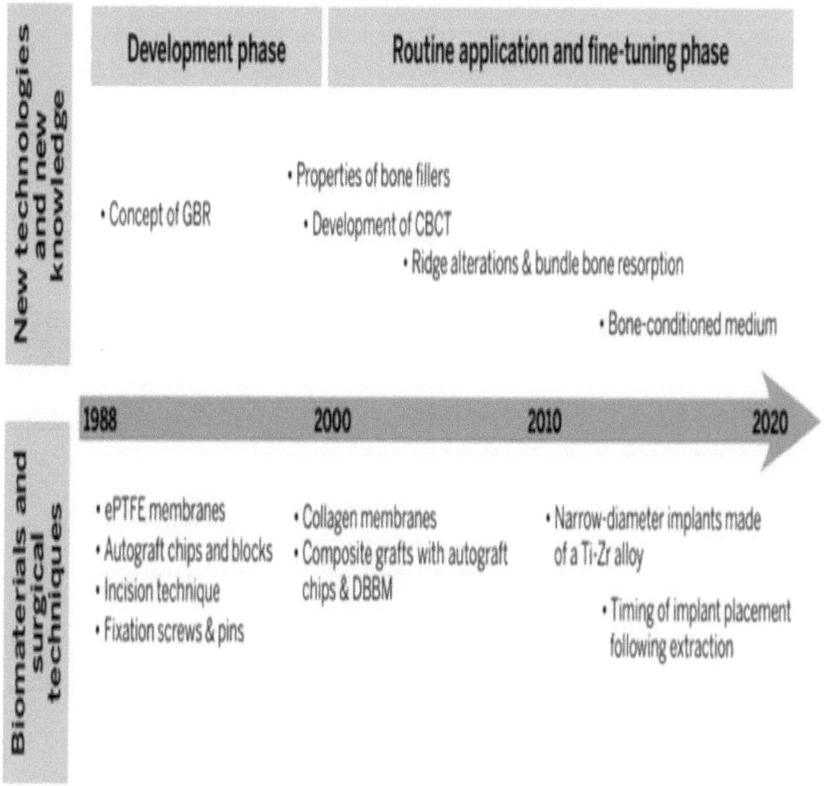

New technologies and new knowledge

Development phase

Routine application and fine-tuning phase

• Concept of GBR

• Properties of bone fillers

• Development of CBCT

• Ridge alterations & bundle bone resorption

• Bone-conditioned medium

1988 2000 2010 2020

Biomaterials and surgical techniques

• ePTFE membranes
• Autograft chips and blocks
• Incision technique
• Fixation screws & pins

• Collagen membranes
• Composite grafts with autograft chips & DBBM

• Narrow-diameter implants made of a Ti-Zr alloy

• Timing of implant placement following extraction

Princípios da RGB

O princípio fundamental da ROG é impedir que as células indesejáveis dos tecidos não osteogénicos interfiram com a regeneração óssea. Uma membrana de barreira física é colocada entre a região a ser aumentada com novo osso e o tecido mole adjacente. O osso é um tecido de crescimento relativamente lento, tanto os fibroblastos como as células epiteliais têm a oportunidade de ocupar o espaço disponível de forma mais eficiente durante a cicatrização de feridas e de construir um tecido conjuntivo mole muito mais rapidamente do que o osso é capaz de crescer[3] .

Se a função de barreira oclusiva durar tempo suficiente e se a membrana de barreira não for exposta à cavidade oral, existem condições ideais para o crescimento de vasos sanguíneos a partir do osso residente, permitindo que as células estaminais e as células osteoprogenitoras se diferenciem em osteoblastos, que produzem a matriz óssea. Basicamente, a membrana de barreira cria um espaço isolado que permite ao osso utilizar a sua grande capacidade natural de cicatrização de uma forma não perturbada ou protegida[4] .

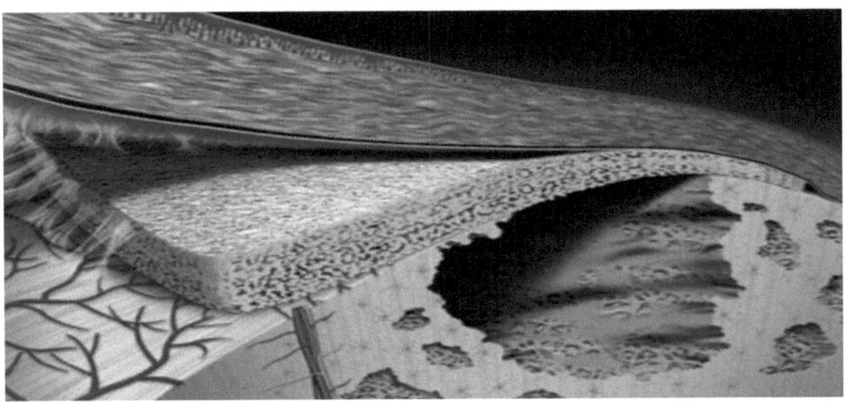

Ilustração esquemática do princípio da regeneração óssea guiada {GBR}

Wang e Boyapati sugeriram o princípio PASS

P: fecho primário

A: angiogénese

S: manutenção do espaço

S: estabilidade para um GBR bem sucedido.

O encerramento primário deve ser efectuado para evitar a deiscência da ferida, uma vez que pode causar o fracasso da ROG devido ao aumento do risco de complicações como a infeção.

Um excelente fornecimento de sangue no local recetor ajuda a obter uma cicatrização óssea bem sucedida. O espaço também deve ser protegido durante a cicatrização óssea, com a estabilização do enxerto ósseo e da membrana de barreira.

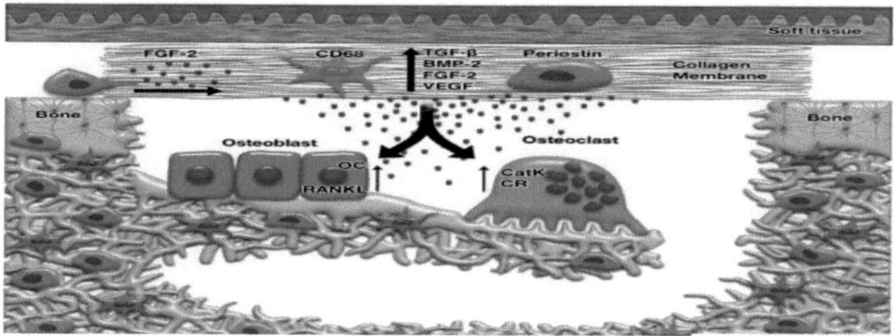

Uma ilustração esquemática das cascatas celulares e moleculares durante a regeneração óssea guiada. O defeito ósseo induzido experimentalmente é coberto com uma membrana de colagénio porcino (com proteínas inerentes).

As cascatas celulares e moleculares incluem: migração de diferentes células (por exemplo, monócitos/macrófagos CD68-positivos e osteoprogenitores positivos do periósteo) do tecido circundante para a membrana. As células que migraram para a membrana expressam e segregam factores essenciais para a formação e remodelação óssea.

Isto promove o desenvolvimento de osso maduro remodelado no defeito subjacente, estimulando a atividade dos osteoblastos e osteoclastos, as principais células de formação e remodelação óssea.

As actividades celulares e moleculares no interior da membrana estão correlacionadas com o padrão molecular pró-osteogénico e de remodelaçãoóssea no defeito ósseo por baixo da membrana.

A presença da membrana e as suas propriedades bioactivas promovem um maior grau de regeneração óssea e de restituição do defeito em comparação com o defeito sem membrana.

BMP-2, proteína morfogenética óssea 2; CatK, catepsina K; CD68, cluster of differentiation 68; CR, recetor de calcitonina; FGF-2, fator de crescimento de fibroblastos 2; OC, osteocalcina; RANKL, ativador do recetor do ligando do fator nuclear kappa-B; TGF-b, fator de crescimento transformador-b; VEGF, fator de crescimento endotelial vascular[9].

Factores-chave para alcançar resultados estáveis a longo prazo

Factores-chave gerais para resultados a longo prazo

O resultado esperado do tratamento é influenciado por quatro factores-chave, que foram descritos em pormenor pela primeira vez por Buser e Chen2 para a colocação de implantes em locais pós-extração. Estes factores também são válidos para os procedimentos de ROG.

Cirurgião **de implantes**

O fator-chave mais importante é o cirurgião de implantes, que toma todas as decisões com base numa avaliação adequada do doente e da situação clínica.

O médico avalia o doente, seleciona os biomateriais apropriados e decide sobre a abordagem cirúrgica mais adequada para proporcionar o resultado previsível do tratamento.

Além disso, o cirurgião de implantes deve ter uma boa formação, possuir as competências cirúrgicas necessárias e uma vasta experiência cirúrgica para dominar os desafios associados aos procedimentos de ROG[10] .

Exame do doente para determinar o perfil de **risco**

Uma análise abrangente do doente permite ao médico determinar se a situação pode ser classificada como de baixo, médio ou alto risco. O tabagismo, a história de periodontite e o fraco controlo da placa bacteriana foram identificados como factores de risco para a estabilidade dos tecidos peri-implantares a longo prazo.

Considerando o papel do biofilme da placa bacteriana na etiologia da peri-implantite, é compreensível que os pacientes com medidas de higiene oral pessoais e profissionais inadequadas estejam mais expostos a complicações biológicas.

À luz deste facto, foi sugerido que os doentes deveriam ser inscritos por rotina num programa de cuidados de manutenção de apoio a cada 3 a 6 meses para antecipar o sucesso a longo prazo. Além disso, as condições médicas também devem ser consideradas para determinar o perfil de risco do doente[10] .

Foi demonstrado que as doenças e condições crónicas, como a hiperglicemia e as doenças reumáticas, alteram o metabolismo ósseo. Como tal, a osteointegração e a subsequente estabilidade óssea podem ser comprometidas.

Por exemplo, foi demonstrado que a diabetes mellitus (DM) diminui a função dos leucócitos polimorfonucleares e afecta o metabolismo do colagénio, inibindo a produção de colagénio e promovendo a atividade da colagenase. De facto, os doentes com DM demonstraram ser 50% mais propensos a desenvolver peri-implantite. [11]

Para além disso, o historial de periodontite e o tabagismo têm sido considerados como indicadores de risco de doença. Em particular, é consensual que os pacientes com historial de periodontite são significativamente mais propensos a desenvolver peri-implantite.

Tem havido mais controvérsia relativamente ao efeito prejudicial do tabaco na estabilidade dos tecidos peri-implantares. No entanto, existem mecanismos subjacentes, tais como a alteração da função dos neutrófilos e da vascularização, a produção de anticorpos e as actividades dos fibroblastos, que podem explicar um potencial risco para a terapia com implantes nos fumadores[11] .

Os doentes com um hábito tabágico intenso (> 10 cigarros/dia) desenvolveram frequentemente peri-implantite após 5 a 10 anos da cirurgia de implantes. Para além disso, podem também apresentar uma maior frequência de complicações pós-cirúrgicas, como a deiscência do retalho.

A anatomia óssea local desempenha um papel importante porque define a morfologia do defeito, que é a principal influência na seleção da abordagem cirúrgica mais adequada.

O mais importante é a decisão sobre se a situação pode ser tratada com um procedimento de ROG simultâneo ou faseado. Atualmente, a anatomia óssea local é analisada por rotina com um exame radiográfico 3D utilizando um exame CBCT[12] .

Seleção da abordagem cirúrgica

Com base num exame pré-operatório minucioso e numa discussão com o doente para obter o seu consentimento informado, é selecionada a abordagem cirúrgica. Fazemos a distinção entre uma abordagem simultânea e uma abordagem faseada, bem como entre aumento ósseo horizontal e vertical[12] .

Seleção de biomateriais

Para os procedimentos de ROG e a estabilidade a longo prazo dos implantes osseointegrados, a seleção de biomateriais adequados é crucial. Isto inclui não só a seleção de um implante dentário adequado, mas também a seleção de enxertos ósseos adequados, substitutos ósseos e uma membrana de barreira adequada[12,13] .

Factores cirúrgicos fundamentais para alcançar a estabilidade dos implantes a longo prazo

Seleção de implantes

A seleção de um implante adequado é crucial, porque apenas algumas marcas de implantes podem fornecer documentação de longo prazo baseada em provas. Para a seleção do implante, são essenciais as seguintes caraterísticas:

- Material do implante:

Titânio comercialmente puro vs ligas de titânio vs zircónio

- Superfície do implante:

Maquinada vs microrroscada/não porosa vs microrroscada/microporosa vs rugosa/microporosa.

- Tipo de implante:

Conceção híbrida vs conceção não híbrida

Comutação de plataforma vs. não comutação de plataforma.

- Forma do implante:

Cilíndrico vs cónico

- Diâmetro do implante:

Diâmetro padrão (4 a 5 mm) vs diâmetro estreito ($\leq$ 3,5 mm) vs diâmetro largo ($\geq$ 5,5 mm)

- Comprimento do implante:

Comprimento padrão (8 a 12 mm) vs curto ($\leq$ 7 mm) vs extra-longo (> 13 mm)[14].

Factores cirúrgicos essenciais para os procedimentos de ROG

Para além de todos estes factores anatómicos, existem também factores cirúrgicos essenciais que são típicos dos procedimentos de ROG e que influenciam significativamente os resultados regenerativos. Os mais importantes são os seguintes:

- Seleção de enxertos ósseos e substitutos ósseos adequados

- Seleção de uma membrana de barreira adequada

- Estabilidade do enxerto compósito aplicado

Seleção de enxertos ósseos e substitutos ósseos No início dos anos 90, as aparas de osso autógeno foram utilizadas pela primeira vez por baixo das membranas de barreira, principalmente do ponto de vista mecânico, para evitar o colapso da membrana aplicada[29] . Em meados dos anos 90, foi iniciada a utilização de vários enxertos ósseos e substitutos ósseos em doentes e uma série de estudos pré-clínicos para compreender melhor as caraterísticas dos enxertos e substitutos ósseos.

Duas caraterísticas principais são importantes para os procedimentos de RBC:

(1) o potencial osteogénico

(2) a taxa de substituição de uma carga óssea.

Um material de enchimento ósseo com um elevado potencial osteogénico é capaz de acelerar a formação de osso novo durante as fases iniciais da cicatrização óssea[30] . Especulou-se que esta rápida formação óssea era causada pela libertação de factores de crescimento. Este facto foi mais tarde confirmado numa série de estudos de cultura de células. Estudos in vitro demonstraram que as lascas de osso, quando armazenadas numa mistura de sangue e solução de Ringer, começam a libertar TGF-β1 (fator de crescimento transformador β1) em 10 minutos e BMP-2 (proteína morfogenética óssea 2) ligeiramente mais tarde na solução circundante. Ambos são potentes factores de crescimento para a osteogénese.

Esta solução é designada por meio condicionado ao osso (BCM). A segunda caraterística é a taxa de substituição de um material de enchimento ósseo.

Uma carga com uma elevada taxa de substituição é totalmente reabsorvida durante a remodelação óssea em curso e substituída por novo osso lamelar. Uma carga com uma taxa de substituição baixa é mais estável ao longo do tempo, porque os osteoclastos não conseguem reabsorver as partículas incorporadas na estrutura óssea, ou apenas o fazem lentamente.

Em meados da década de 1990, o paradigma era que um material de enchimento ósseo deveria ter uma elevada taxa de substituição para permitir apenas osso vivo à volta do implante no final da regeneração e remodelação óssea[30,31] . No entanto, as observações clínicas no final dos anos 90 demonstraram que a elevada taxa de substituição das lascas de osso autógeno era uma desvantagem do ponto de vista clínico, porque levava a uma redução do volume do osso aumentado no espaço de 4 a 6 meses. Esta observação clínica provocou uma mudança de paradigma relativamente aos enxertos e substitutos ósseos. No final da década de 1990, as

equipas de investigação cirúrgica procuravam materiais de preenchimento ósseo com uma baixa taxa de substituição.
Os mesmos estudos pré-clínicos demonstraram depois que todos os materiais de enchimento ósseo derivados da hidroxiapatite (HA) têm uma baixa taxa de substituição, como a HA derivada de corais, o mineral ósseo bovino desproteinizado (DBBM) e os materiais de enchimento ósseo sintéticos de HA. Com base nestes estudos pré-clínicos e observações clínicas, era óbvio que a combinação de duas cargas ósseas sinérgicas - o chamado enxerto composto - ofereceria as melhores hipóteses de um excelente aumento ósseo e de uma boa estabilidade a longo prazo ao longo do tempo[32] .

Uma das cargas deve ser altamente osteogénica, como as lascas de osso autógeno, para acelerar a formação de osso novo durante as fases iniciais da cicatrização. O outro deve ter uma taxa de substituição baixa, como o DBBM ou outros materiais de enchimento, para proporcionar uma estabilidade de volume adequada do osso aumentado ao longo do tempo para satisfazer as exigências funcionais e estéticas. Os enxertos compósitos podem ser aplicados como um enxerto misto ou como um enxerto compósito de duas camadas[33] .

Isto depende da anatomia local do defeito, mas também da preferência do cirurgião. É surpreendente verificar que a maioria dos cirurgiões líderes em ROG em todo o mundo está a utilizar enxertos compostos para procedimentos de ROG na prática diária atual. O mais interessante é a combinação de lascas de osso autógeno e a criação da solução BCM, porque a BCM é capaz de bioactivar substitutos ósseos e membranas de barreira, como demonstrado em três estudos adicionais de cultura de células in vitro[33,34] .

Biomateriais utilizados para a ROG

Seleção da membrana de barreira

Na fase inicial de desenvolvimento da ROG, a membrana de barreira padrão era feita de politetrafluoroetileno expandido (ePTFE), conhecida sob a marca GORE-TEX membrane (Gore Medical). Até meados da década de 1990, todos os relatos de casos e estudos clínicos de curto prazo utilizavam membranas de ePTFE para procedimentos de ROG. O ePTFE é uma membrana não reabsorvível e bioinerte, que sempre exigiu um segundo procedimento de retalho aberto para a remoção da membrana.

Além disso, a caraterística hidrofóbica desta membrana aumentava a complexidade do manuseamento cirúrgico, exigia sempre uma fixação com mini-parafusos ou tachas e apresentava frequentemente deiscência dos tecidos moles durante a cicatrização, o que resultava num resultado regenerativo comprometido.

Por isso, foram feitos grandes esforços para encontrar membranas reabsorvíveis como alternativa, e esta questão foi intensamente discutida numa reunião que teve lugar no Arizona em 1993[35] . Entre os potenciais candidatos a membranas reabsorvíveis estavam:-

(1) membranas poliméricas de ácido poliláctico ou poliglicólico,

(2) membranas de colagénio produzidas a partir de várias fontes animais.

No final da década de 1990, era evidente que as membranas à base de colagénio apresentavam os resultados mais promissores em estudos pré-clínicos e clínicos. Atualmente, as membranas à base de colagénio dominam o mercado de ROG, mas as membranas bioinertes continuam a ser utilizadas em locais com defeitos muito exigentes, em particular para o aumento vertical do rebordo.

A membrana original de ePTFE foi retirada do mercado, mas as membranas alternativas de PTFE substituíram-na. Por conseguinte, o médico pode atualmente selecionar entre diferentes tipos de membranas, tais como membranas de colagénio reabsorvíveis (não reticuladas ou reticuladas) e membranas de PTFE bioinertes e não reabsorvíveis em várias configurações. A seleção da membrana depende essencialmente da morfologia do defeito, do objetivo do procedimento de aumento (aumento horizontal ou vertical) e da preferência do cirurgião[36] .

Membranas de barreira

Na prática, a membrana protetora é colocada em contacto direto com a superfície externa do osso que circunda o defeito, e o retalho mucoperiosteal é então reposicionado e suturado. Os médicos têm acesso a uma vasta gama de materiais de membrana para ROG.

Para selecionar o material mais adequado para uma aplicação clínica específica, é necessário compreender os requisitos básicos dos materiais de membrana utilizados nestas indicações. Estas caraterísticas básicas incluem o seguinte:

- Biocompatibilidade
- Oclusão celular (oclusividade, oclusividade)
- Capacidade de criação e manutenção de espaço
- Integração dos tecidos
- Degradabilidade
- Tratamento clínico
- Suscetibilidade a complicações[37]

Necessidade de Membranas **de Barreira**

A regeneração tecidular guiada é uma técnica de barreira utilizada para o tratamento de defeitos ósseos periodontais. A regeneração óssea guiada é utilizada para aumentar o crescimento ósseo do alvéolo para colocação de implantes e em torno de defeitos peri-implantares[8] . Estudos efectuados por Dahlin et al.

demonstraram que se uma membrana de barreira fosse colocada em contacto direto com a superfície óssea circundante e fosse criado um espaço, apenas as células do osso vizinho ou da medula óssea poderiam migrar para este defeito ósseo, sem o crescimento de células de tecidos moles concorrentes da mucosa sobrejacente[38] .

Poderão existir benefícios adicionais na utilização de uma membrana, tais como a proteção da ferida contra a rutura mecânica e a contaminação salivar. Uma membrana de barreira deve satisfazer as seguintes condições: adesão dos tecidos sem mobilidade, bloqueio do crescimento dos tecidos moles, facilidade de utilização, manutenção de um espaço e biocompatibilidade. Atualmente, as membranas de barreira são de dois tipos: não reabsorvíveis e reabsorvíveis[38,39] .

Classification of guided bone regeneration (GBR) membranes according to type of biomaterial

Membrane groups/materials	Main advantages	Main disadvantages
Synthetic polymers		
Polytetrafluoroethylene	Inert and stable polymer in the biological system	Non-resorbable
Aliphatic polyesters (e.g. PLA, PGA, and PCL)	Bioresorbability Good processability and manageability Drug-encapsulating ability	Lack of rigidity and stability
Natural polymers		
Collagen and extracellular matrices derived from bovine, porcine and human tissues Chitosan Alginate	Bioresorbability Low immunogenicity Drug-encapsulating ability Incorporation of biological components	
Metals		
Titanium and titanium alloy Cobalt–chromium alloy	High toughness and plasticity	Non-resorbable
Inorganic compounds		
Calcium sulfate Calcium phosphate (e.g. hydroxyapatite)	Bioresorbability Osteoconductivity	Low toughness and plasticity

PCL, poly(ε-caprolactone); PGA, poly(glycolic acid); PLA, poly (lactic acid).

Membranas não reabsorvíveis

O tipo de membrana não reabsorvível mais amplamente utilizado é feito de PTFE. Foi originalmente desenvolvida no final da década de 1960 e a sua comercialização teve início em

1971. O PTFE é hidrofóbico por natureza e biologicamente inerte, o que torna este biomaterial não reabsorvível.
Politetrafluoroetileno expandido O politetrafluoroetileno expandido (e-PTFE) foi originalmente desenvolvido em 1969 e tornou-se o padrão para a regeneração óssea no início da década de 1990.

A membrana de e-PTFE é sinterizada com poros entre 5 e 20 m na estrutura do material. O tipo comercial mais popular de e-PTFE é o Gore-Tex®. A membrana de e-PTFE actua como um obstáculo mecânico[40] .

Os fibroblastos e outras células do tecido conjuntivo são impedidos de entrar no defeito ósseo, de modo a permitir que as células com potencial osteogénico, presumivelmente de migração mais lenta, repovoem o defeito. Foram encontrados resultados semelhantes em macacos com defeitos ósseos maxilares e mandibulares criados cirurgicamente.

Verificou-se que a osteogénese era capaz de ocorrer sem interferência de outros tipos de tecido no grupo da barreira de e-PTFE após um período de cicatrização de 3 meses, em comparação com uma cicatrização óssea incompleta com vários graus de crescimento de tecido conjuntivo no grupo de controlo. O princípio biológico da osteopromoção por exclusão provou ser previsível para o aumento do rebordo ou regeneração de defeitos. A membrana de e-PTFE demonstrou produzir osso de forma previsível em defeitos ósseos localizados à volta de implantes com ou sem enxertos ósseos[41] .

Politetrafluoroetileno de alta densidade

Com o tempo, os clínicos descobriram que o e-PTFE exposto à cavidade oral resultava na migração de microrganismos através da membrana altamente porosa. O tamanho médio dos poros é de 5 a 20 m e o diâmetro das bactérias patogénicas é geralmente inferior a 10 m, pelo que a migração de microrganismos através da membrana altamente porosa de e-PTFE durante a exposição é uma complicação comum.

Para resolver este problema, foi desenvolvida em 1993 uma membrana de PTFE de alta densidade (d-PTFE) com um tamanho nominal de poro inferior a 0,3 m, a mais popular Cytoplast®. A maior eficácia das membranas de d-PTFE na regeneração guiada de tecidos foi comprovada em estudos com animais e humanos. Mesmo quando a membrana é exposta à cavidade oral, as bactérias são excluídas pela membrana, enquanto a difusão de oxigénio e a transfusão de pequenas moléculas através da membrana continuam a ser possíveis.

Assim, as membranas de d-PTFE podem resultar numa boa regeneração óssea mesmo após a exposição. Uma vez que o tamanho maior dos poros das membranas de e-PTFE permite uma fixação apertada dos tecidos moles, normalmente é necessário efetuar uma dissecção acentuada aquando da remoção da membrana. Pelo contrário, a remoção do d-PTFE é simplificada devido à falta de tecido em crescimento na estrutura da superfície[42] .

Bartee referiu que a utilização de d-PTFE é particularmente útil quando o encerramento primário é impossível sem tensão, tal como a preservação do rebordo alveolar, grandes defeitos ósseos e a colocação de implantes imediatamente após a extração. Nesses casos, as membranas de d-PTFE podem ser deixadas expostas, preservando assim o tecido mole e a posição da junção mucogengival. A utilização de membranas de d-PTFE pode melhorar a cicatrização, uma vez que pode não ser necessário efetuar incisões de libertação extensas para obter o encerramento primário, o que pode comprometer o fornecimento de sangue e eliminar o tecido queratinizado.

Walters et al. referiram que, num estudo aleatório de ROG que envolveu 14 pacientes, as membranas de d-PTFE obtiveram resultados semelhantes aos das membranas de e-PTFE no que diz respeito à regeneração óssea vertical e à cicatrização de tecidos moles, não tendo sido encontrada qualquer diferença estatisticamente significativa entre as membranas de d-PTFE e e-PTFE no tratamento de defeitos de furca de classe II em humanos[42,43] .

Malha de titânio

As membranas regenerativas ósseas guiadas podem ajudar no tratamento de defeitos ósseos moderados a graves, mas a propriedade física inerente da membrana de colapsar em direção ao defeito devido à pressão dos tecidos moles sobrejacentes (reduzindo assim o espaço necessário para a regeneração) torna questionável a quantidade total de osso regenerado[44] . A utilização de malha de titânio, que pode manter o espaço, pode ser uma modalidade de tratamento previsível e fiável para regenerar e reconstruir um rebordo alveolar gravemente deficiente.

As principais vantagens da malha de titânio são o facto de manter e preservar o espaço a regenerar sem colapsar e de ser flexível e poder ser dobrada. Pode ser moldada e adaptada de modo a poder ajudar a regeneração óssea em defeitos que não mantêm o espaço[44] .

Devido à presença de orifícios no interior da malha, esta não interfere com o fornecimento de sangue diretamente do periósteo para os tecidos subjacentes e para o material de enxerto ósseo.

É também completamente biocompatível com os tecidos orais. A malha de titânio pode ser utilizada antes da colocação de implantes dentários (abordagem faseada) para ganhar volume ósseo ou em conjunto com a colocação de implantes dentários (abordagem não faseada)[44,45] .

PTFE reforçado com titânio

A membrana de e-PTFE e a membrana de d-PTFE também estão disponíveis como e-PTFE ou d-PTFE reforçado com titânio. A estrutura de titânio incorporada permite que a membrana seja moldada para se adaptar a uma variedade de defeitos sem ressalto e proporciona estabilidade adicional em defeitos ósseos de grandes dimensões que não mantêm o espaço.

Um estudo experimental em cinco cães beagle comparou o desempenho osteopromotor das membranas de e-PTFE reforçadas com titânio com o das membranas de e-PTFE padrão e sem membrana (controlo) em grandes deiscências e defeitos ósseos supra-cristalinos em torno de implantes dentários colocados no processo alveolar mandibular[46] .

O exame histológico das secções após um período de cicatrização de 6 meses demonstrou grandes quantidades de osso recém-formado por baixo de ambos os tipos de membranas de barreira, com uma camada superficial de tecido conjuntivo.

Os locais de controlo sem colocação de membrana revelaram uma formação óssea supra-crestal mínima. As membranas de e-PTFE reforçadas com titânio mostraram evidências de aumento da largura do rebordo alveolar em comparação com as membranas de e-PTFE e os locais de controlo.

O reforço da membrana de e-PTFE com titânio foi capaz de manter um espaço grande e protegido para a estabilização do coágulo sanguíneo sem a adição de enxertos ósseos e proporcionou uma preservação superior da forma original do rebordo regenerado durante o período de cicatrização[47] .

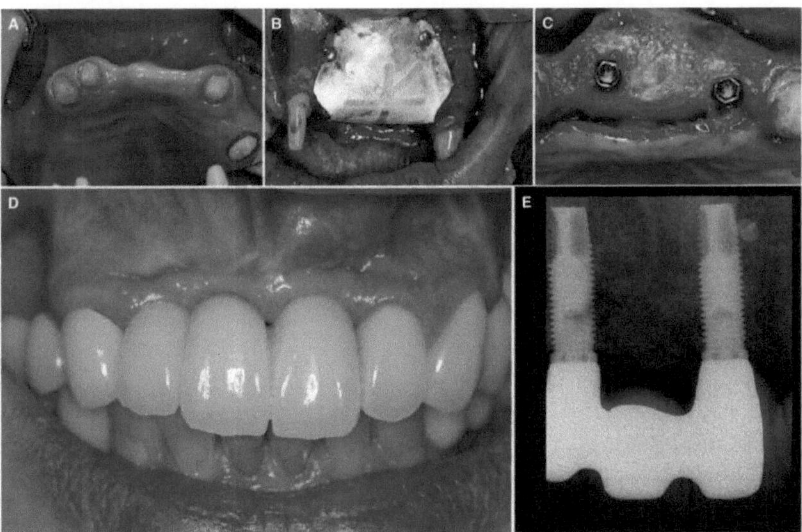

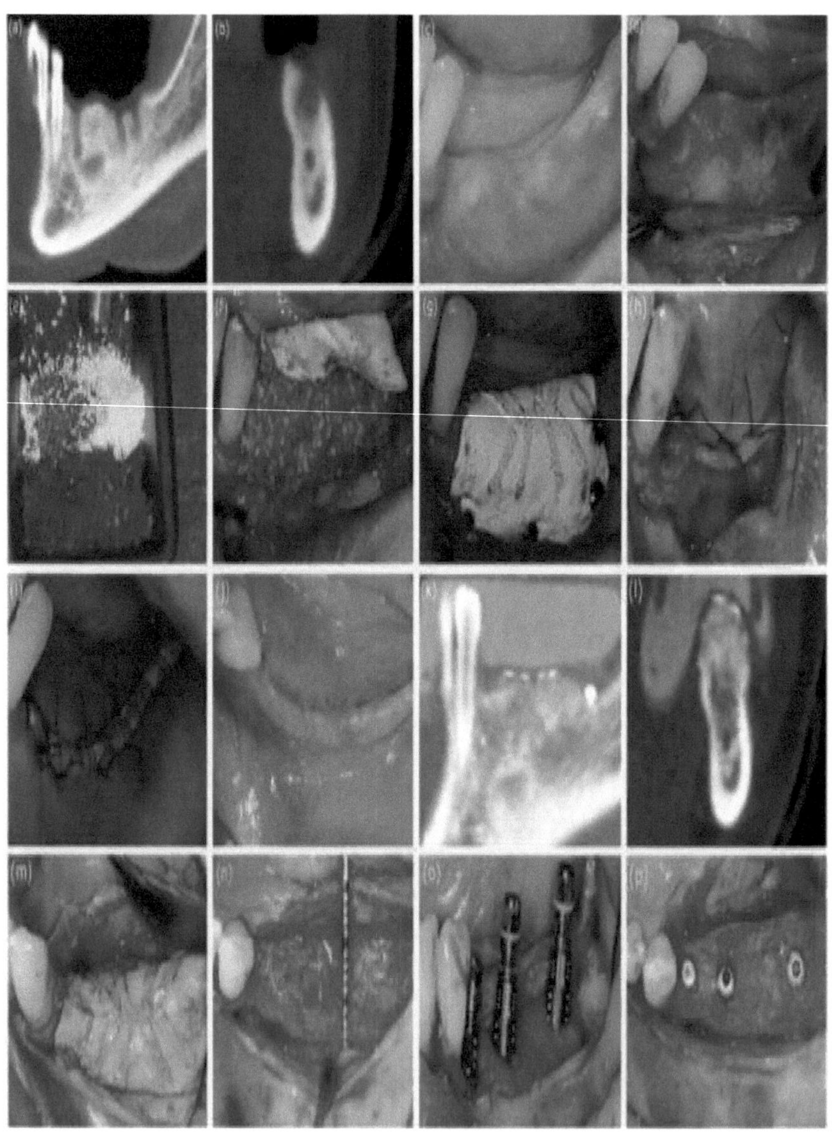

Aumento ósseo com uma membrana de d-PTFE reforçada com titânio.

(a) Exame CBCT primário, secção parassagital mostrando o defeito ósseo horizontal e vertical.

(b) TCFC primária, secção frontal mostrando o defeito ósseo horizontal e vertical.

(c) Fotografia clínica da mandíbula desdentada.

(d) Preparação do retalho com o método de espessura dividida.

(e) Xenoenxerto derivado de bovino (Geistlich BioOss) e enxerto de osso autógeno particulado.

(f) Adaptação de uma membrana de d-PTFE não reabsorvível reforçada com titânio (Osteogenics Cytoplast) sobre o enxerto.

(f) Fixação da membrana com pinos de titânio.

(h) Sutura.

(i) Fecho da camada mucosa com suturas horizontais e suturas não interrompidas.

(j) Cicatrização duas semanas após a operação.

(k) Exame CBCT pós-operatório após nove meses: secção parassagital.

(l) TCFC pós-operatória após nove meses: secção frontal.

(m) Reentrada para remoção da membrana.

(n) Boa quantidade de tecido ósseo para a colocação de implantes.

(o) Cirurgia de implantes guiada (Straumann bone level).

(p) Posicionamento final dos implantes através de uma técnica de acionamento protético[48]

.

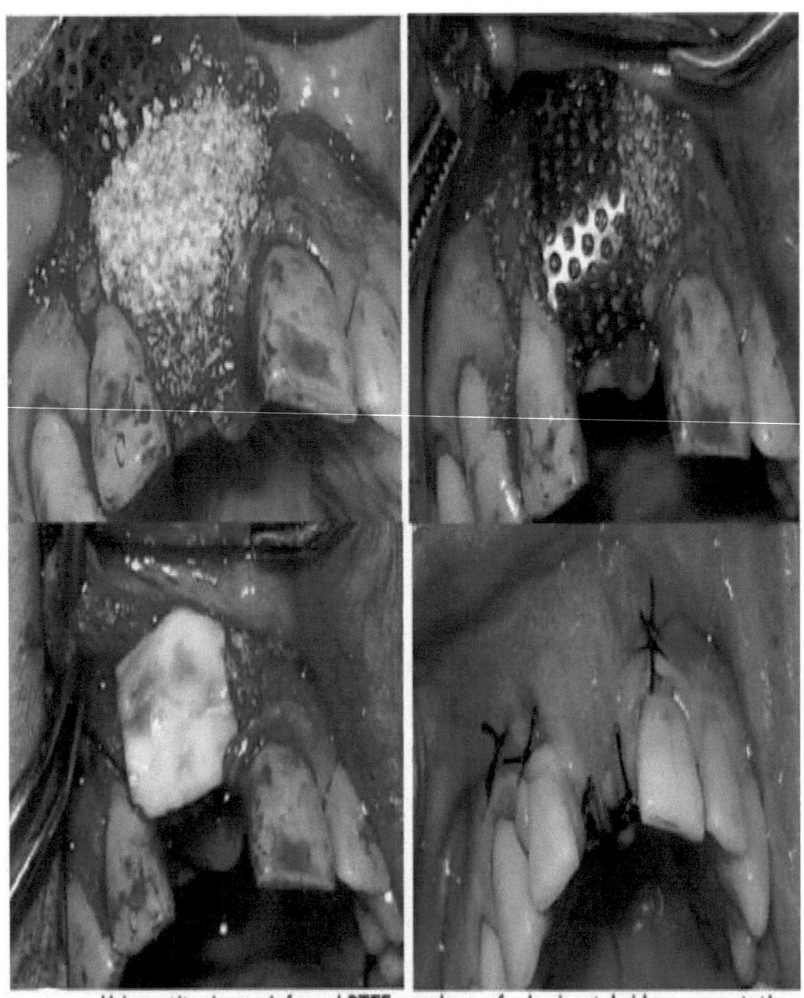

Using a titanium-reinforced PTFE membrane for horizontal ridge augmentation

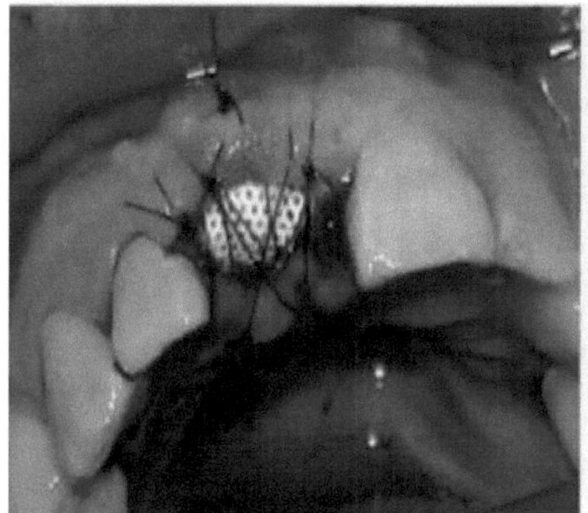
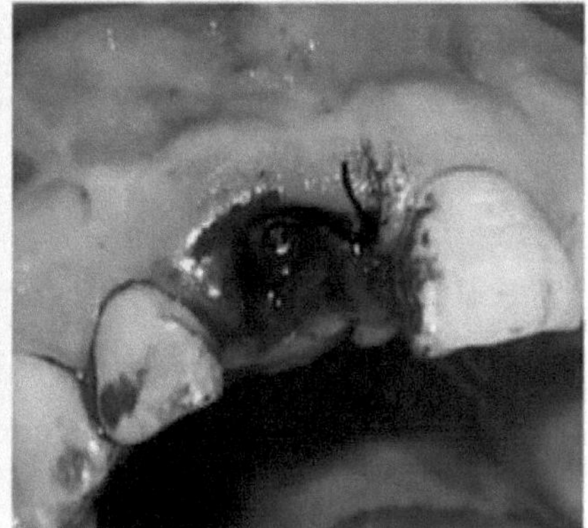

dPTFE membrane with open barrier technique

Desvantagens das membranas não reabsorvíveis

Embora os estudos clínicos e experimentais tenham demonstrado excelentes resultados de tratamento utilizando membranas não reabsorvíveis em procedimentos de RNG e ROG , a utilização de membranas não reabsorvíveis tem algumas complicações.

O fecho primário dos tecidos moles sobre a membrana é um passo clínico vital que normalmente contribui para o sucesso do procedimento de enxerto. No entanto, a deiscência da ferida devido a uma cobertura incompleta ou à recessão gengival durante os processos de cicatrização é um fenómeno comum com a utilização de membranas não reabsorvíveis. A exposição precoce das membranas de barreira ao ambiente oral e a subsequente colonização bacteriana podem exigir a retirada prematura das membranas.
A infeção da ferida após a exposição das membranas de e-PTFE pode comprometer os resultados do enxerto. Outra grande desvantagem das membranas não reabsorvíveis é a necessidade de uma segunda cirurgia para remover a membrana bio-inerte[49] .

Este facto acarreta desconforto e custos acrescidos para os doentes, bem como o risco de perda de parte do osso regenerado, uma vez que a elevação do retalho provoca uma certa reabsorção do osso da crista. Por último, devido à rigidez das membranas não reabsorvíveis, é frequentemente necessária uma estabilização adicional da membrana com mini-parafusos e tachas[49] .

Componentes inorgânicos

O sulfato de cálcio (CaS) é uma substância utilizada para formar membranas GBR significativas, porque é osteocondutor, biocompatível e bioreabsorvível. É possível produzir substâncias sólidas com cristais relativamente estáveis e menos absorvíveis através da hidratação do pó de CaS hemi-hidratado. Trata-se de um fosfato de cálcio do tipo hidroxiapatite. A HA é frequentemente utilizada em aplicações ósseas devido à sua semelhança com os minerais ósseos e à sua biocompatibilidade. A biocompatibilidade e a osteocondutividade da HA fazem dela um material comum utilizado em tratamentos ósseos.

As membranas com fortes propriedades mecânicas podem suportar a pressão estática dos tecidos moles, ao mesmo tempo que permitem que o osso se regenere mais rapidamente. Quando combinadas com membranas não absorvíveis e absorvíveis, as membranas que são misturadas com HA demonstraram aumentar a atividade das células semelhantes a osteoblastos in vitro[50] .

Membranas bioreabsorvíveis

Atualmente, existem dois tipos de membranas reabsorvíveis: as poliméricas e as de colagénio derivadas de diferentes fontes animais. As vantagens das membranas bio-reabsorvíveis incluem a eliminação da necessidade de remoção da membrana, uma maior relação custo-eficácia e uma menor morbilidade do doente.

Membranas poliméricas As membranas poliméricas são úteis na preservação do osso alveolar em alvéolos de extração e na prevenção de defeitos do rebordo alveolar, bem como no aumento do rebordo em redor de implantes expostos[51] .
As membranas poliméricas são constituídas por :

-poliésteres sintéticos

-Poliglicolídeos (PGAs)

-polilactidos (PLA),

-copolímeros.

Estes materiais sintéticos podem ser reproduzidos de forma previsível e em quantidades quase ilimitadas.
Uma vantagem clínica do PGA, do PLA e dos seus copolímeros é a sua capacidade de serem completamente biodegradados em dióxido de carbono e água através do ciclo de Krebs, pelo que não precisam de ser removidos numa segunda cirurgia.

Os resultados aos 6 meses de reentrada mostrariam que a utilização de uma membrana bioreabsorvível apresentaria uma perda significativamente menor da altura do osso alveolar, uma menor reabsorção horizontal da largura do osso alveolar e um maior preenchimento ósseo interno do alvéolo, em comparação com os controlos sem membrana[52] .

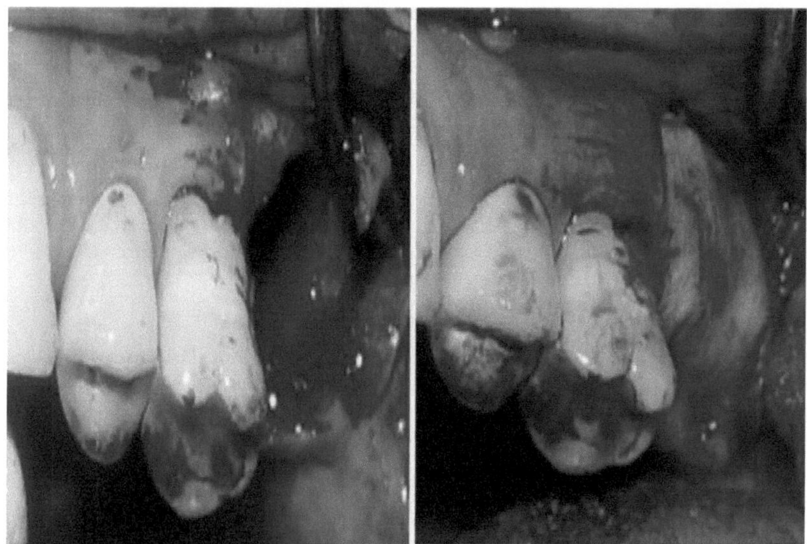

Using Alloderm for GBR without primary closure

Simon et al. desenharam um estudo para avaliar se a quantidade de estrutura óssea 4 meses após a ROG era significativamente menor do que a quantidade criada cirurgicamente e se esta alteração era uniforme na área tratada com membrana de poliglactídeo sobre DFDBA para preservação do rebordo em dezanove locais de extração de 10 pacientes.

Os resultados após 4 meses mostraram uma perda significativa na largura alveolar (variando de 39,1% a 67,4%) e na altura (14,7% no centro da área edêntula, mas variando de 60,5% a 76,3% 3 mm mesial e distal ao ponto médio)[53] .

Embora estas membranas poliméricas sejam geralmente biodegradáveis, a sua utilização tem sido associada a reacções inflamatórias no organismo. Tanto o encapsulamento fibroso como o infiltrado de células inflamatórias (células gigantes multinucleadas, macrófagos, leucócitos polimorfonucleares, etc.) podem estar presentes à volta da membrana embebida. A exposição prematura da membrana na cavidade oral foi estudada por Simion et al.

Descobriram que, uma vez expostas, as membranas de PLA/PGA começavam a reabsorver-se quase instantaneamente, e o processo de reabsorção durava 3-4 semanas. Consequentemente, este facto pode levar à cicatrização espontânea e ao encerramento da ferida. Por outro lado, um processo de degradação demasiado rápido poderia reduzir o tempo da função de barreira e a capacidade de criação de espaço da membrana, o que poderia afetar negativamente o resultado da regeneração óssea[54] .

MEMBRANAS DE COLAGÉNIO

A maioria das membranas de colagénio disponíveis no mercado é desenvolvida a partir de colagénio de tipo I ou de uma combinação de colagénio de tipo I e de tipo III. A fonte de colagénio provém de tendões, derme, pele ou pericárdio de origem bovina, suína ou humana.

Existem várias vantagens dos materiais de colagénio para utilização como membrana de barreira, nomeadamente: hemostase, quimiotaxia para fibroblastos do ligamento periodontal e fibroblastos gengivais, fraca imunogenicidade, fácil manipulação e adaptação, efeito direto na formação óssea e capacidade de aumentar a espessura dos tecidos.

Por conseguinte, o material de colagénio parece ser a escolha ideal para uma barreira bioabsorvível GTR ou GBR. O colagénio é degradado através das actividades enzimáticas dos macrófagos e dos leucócitos polimorfonucleares em dióxido de carbono e água.

Von Arx e Buser referiram que a rápida degradação das membranas de colagénio não reticulado após a exposição à cavidade oral é uma vantagem nos procedimentos de aumento do rebordo horizontal, uma vez que a reepitelização espontânea pode ocorrer no espaço de 2 a 4 semanas e não é necessária uma cirurgia secundária para a sua remoção[55] .

Foram utilizados vários métodos de reticulação física ou química, tais como a luz ultravioleta, o diisocianato de hexametileno (HMDIC), o glutaraldeído (GA), a difenilfosforilazida (DPPA), o formaldeído (FA), a irradiação e a reticulação enzimática para modificar as propriedades biomecânicas das fibras de colagénio.

Estudos demonstraram que a reticulação está associada a uma biodegradação prolongada, bem como à redução da migração epitelial, à diminuição da integração dos tecidos e à diminuição da vascularização[56] .

Quanto maior for o grau de reticulação, maior será a taxa de reabsorção. Uma vez que a reticulação prototípica faz com que a membrana de colagénio seja reabsorvida mais lentamente, foi relatada uma inflamação grave e a reabsorção da área enxertada.

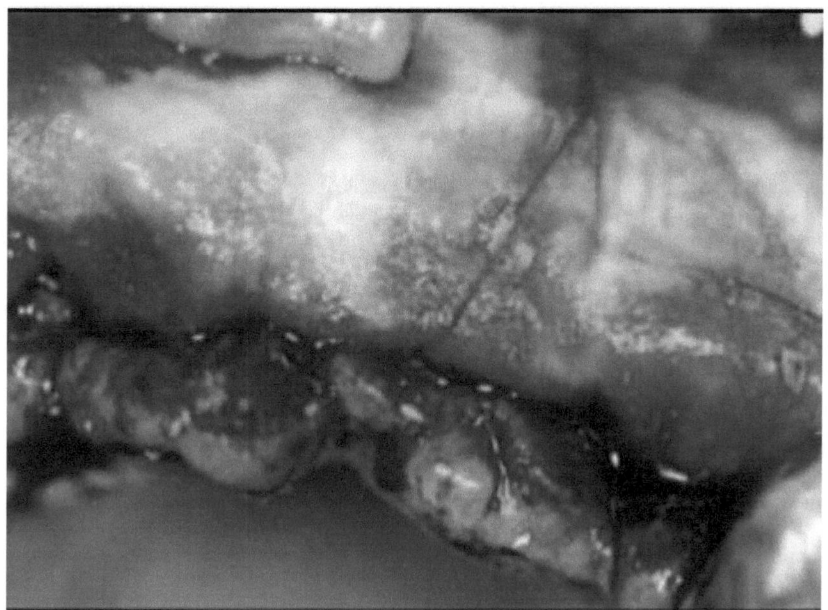

Membrana de colagénio que cobre o defeito

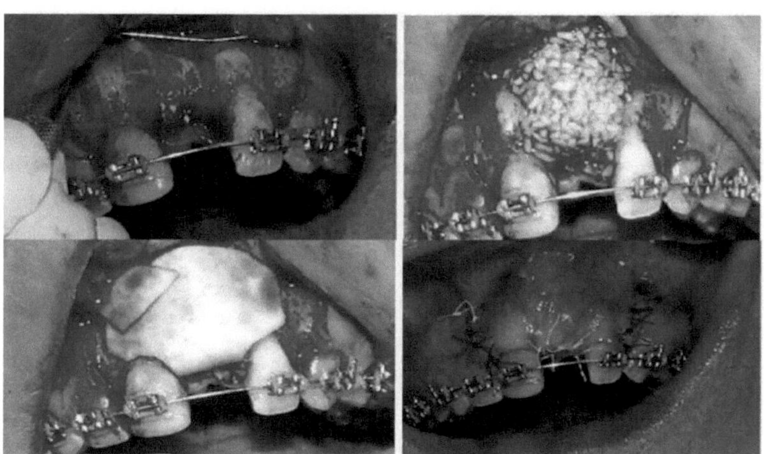

Using a collagen membrane for horizontal ridge augmentatio

As membranas de colagénio têm sido amplamente utilizadas em procedimentos de regeneração óssea. Num estudo realizado em coelhos por Colangelo et al., verificou-se que uma membrana de colagénio de tipo I altamente reticulada estava associada a uma camada contínua quase completa de osso lamelar com atividade osteoblástica após 30 dias, em comparação com apenas tecido conjuntivo fibroso no grupo de controlo sem membrana[56,57] .

Desvantagens das membranas reabsorvíveis

Em comparação com as membranas de barreira não reabsorvíveis (reforçadas), tanto as membranas de colagénio como as de poliéster sintético não têm capacidade de criar espaço. Estas membranas são frequentemente utilizadas com materiais de suporte ou de fixação (diferentes enxertos ósseos ou enchimentos ósseos) para evitar o colapso do espaço.

Quando os materiais de enxerto são utilizados com membranas bio-reabsorvíveis, os resultados dos procedimentos de ROG são geralmente favoráveis e até comparáveis aos resultados obtidos com barreiras não-reabsorvíveis.

O material de enxerto, por si só, parece ser menos eficaz do que a combinação de um material de suporte e uma barreira. Quando são utilizadas membranas reabsorvíveis de PGA ou PLA, a degradação ocorre principalmente através de hidrólise[58] . Isto cria um ambiente ácido, que pode ter um efeito negativo na formação óssea. Apenas as membranas de colagénio parecem ser absorvidas através de processos catabólicos semelhantes aos envolvidos na renovação normal dos tecidos.

MEMBRANA REABSORVÍVEL VS MEMBRANA NÃO REABSORVÍVEL

Cada um dos dois tipos de membrana (reabsorvível e não reabsorvível) tem as suas próprias vantagens e desvantagens. O tipo de membrana não afecta o resultado clínico se o clínico seguir cuidadosamente os princípios da ROG. Os materiais de decomposição, gerados durante a reabsorção da membrana reabsorvível, podem interferir na formação de novo osso e na estabilidade mecânica como membrana de barreira. A membrana reabsorvível não é adequada para o aumento ósseo vertical devido à sua baixa rigidez e estabilidade[59] .

No entanto, a membrana reabsorvível tem a vantagem de resistir à infeção após a deiscência da ferida e de manter o espaço suportado pelo material de enxerto.

A membrana não reabsorvível tem uma excelente propriedade de manutenção do espaço e uma capacidade de formação óssea previsível, embora exista um elevado risco de infeção com deiscência da ferida. Várias membranas reabsorvíveis e não reabsorvíveis têm sido utilizadas em implantologia dentária.

Em particular, os materiais reticulados e não reticulados são amplamente utilizados para membranas de colagénio reabsorvíveis, enquanto o politetrafluoroetileno expandido (ePTFE) e o politetrafluoroetileno de alta densidade (d-PTFE) são amplamente utilizados para membranas não reabsorvíveis. Embora cada produto apresente as suas próprias caraterísticas, os resultados clínicos podem não ser significativamente afectados pelos diferentes tipos de membranas[59,60] .

Vantagens e desvantagens dos diferentes tipos de membranas (+ ponto favorável ; - ponto desfavorável)

	ePTFE	Collagen	PLA/PGA
Handling, Adaptation	-	++	+
Exposure, Site Infection	-	++	?
Collapse	+	-	-/+
Barrier Function	++	+	+
Breakdown, Bone Resorption	++	++	-
Re-entry	-	+	+

Os tipos de membranas reabsorvíveis incluem membranas de colagénio, membrana extracelular DynaMatrix, matriz dérmica acelular, polilactida/poliglicolida/N-metil-2-pirrolidona e poliglactina.

As membranas não reabsorvíveis mais utilizadas incluem a malha de titânio e a membrana de politetrafluoroetileno (PTFE).

As malhas de titânio têm sido amplamente utilizadas em aplicações de cristas verticais e horizontais devido à sua excelente estabilização e relativamente boa resistência à infeção[61] .

Para aumentar a capacidade de formação óssea, é frequentemente aplicada uma membrana reabsorvível para compensar os grandes poros da malha de titânio. No futuro, a investigação em engenharia de tecidos será ativamente conduzida para desenvolver uma membrana de barreira funcional que possa induzir a regeneração óssea direta[62] .

MATERIAIS DE ENXERTO

A regeneração óssea pode ser realizada através de três mecanismos diferentes: osteogénese, osteoindução e osteocondução. A osteogénese é a formação e o desenvolvimento do osso, mesmo na ausência de células estaminais mesenquimais indiferenciadas locais.

A osteoindução é a transformação de células estaminais mesenquimais indiferenciadas em osteoblastos ou condroblastos através de factores de crescimento que só existem no osso vivo.

A osteocondução é o processo que fornece um suporte bio-inerte, ou matriz física, adequado para a deposição de novo osso a partir do osso circundante ou para incentivar o crescimento de células mesenquimatosas diferenciadas ao longo da superfície do enxerto[63] .

Os principais tipos de material de enxerto ósseo são o osso autógeno, os aloenxertos, os xenoenxertos e os aloplastos. Todos os materiais de enxerto têm um ou mais destes três mecanismos de ação, sendo que os mecanismos de ação dos enxertos são normalmente determinados pela sua origem e composição.

O osso autógeno colhido do doente forma novo osso por osteogénese, osteoindução e osteocondução. Os aloenxertos colhidos de cadáveres têm propriedades osteocondutoras e possivelmente osteoindutoras, mas não são osteogénicos. Os xenoenxertos/ aloplastos são tipicamente apenas osteocondutores[64] .

BONE AUTOGRAFT

Um auto-enxerto é um tecido transferido de um local para outro dentro do mesmo indivíduo. As áreas comuns de onde o osso autógeno pode ser colhido incluem locais extra-orais, como a crista ilíaca ou o planalto tibial; e locais intra-orais, como a sínfise mandibular, a tuberosidade maxilar, locais de cicatrização 8 a 12 semanas após a extração, ramos, toros ou exostoses.

O osso autógeno pode ser colhido como auto-enxerto em bloco ou enxerto particulado. Podem ser utilizadas peças de mão de alta ou baixa velocidade, cinzéis, trefinas, instrumentos piezocirúrgicos, rongeurs ou raspadores de osso para colher osso das zonas dadoras[65] .

O osso autógeno enxertado pode ser trabecular (esponjoso), cortical ou corticotrabecular. Em geral, o osso esponjoso tem mais potencial osteogénico do que o osso cortical devido à presença de medula hematopoiética e a uma maior quantidade de células pleuripotenciais no osso esponjoso.

O enxerto cortical tem menos células osteogénicas sobreviventes, mas fornece a maior quantidade de proteína morfogenética óssea (BMP). A BMP diferencia as células mesenquimatosas do hospedeiro em osteoblastos. Além disso, a BMP proporciona maior resistência à reabsorção da estrutura do enxerto, o que impede o crescimento de tecidos moles, mas também pode prolongar o tempo necessário para que os vasos sanguíneos se infiltrem no enxerto[66] .

Os enxertos de bloco corticotrabecular podem ser moldados e aparados para se adaptarem ao leito recetor, e a parte trabecular é colocada de frente para o leito recetor. O local doador ideal depende do volume e do tipo de osso regenerado necessário para o caso específico. A crista ilíaca posterior fornece a maior quantidade de osso - até 140 ml, a crista ilíaca anterior até 70 ml, e 20-40 ml do planalto tibial.

Os locais intra-orais fornecem até 5-10 ml do ramo ascendente, até 5 ml da mandíbula anterior, até 2 ml da tuberosidade, e quantidades variáveis de aparas de osso ou exostoses ou através da utilização de armadilhas de sucção[67] .

Podem ser obtidas diferentes dimensões de partículas de osso autógeno com diferentes técnicas de colheita. O osso autógeno pode ser obtido através de: brocas de alta velocidade, brocas de baixa velocidade, cinzéis manuais Mistura óssea, O tamanho das partículas da mistura óssea (osso cortical ou esponjoso que é colhido com uma trefina ou rongeurs, colocado numa cápsula de amálgama e triturado até à consistência de uma massa óssea viscosa) é de aproximadamente 210 105 um.

Os enxertos obtidos com brocas de alta e baixa velocidade têm um tamanho de partícula de cerca de 300 a 500 um, enquanto as lascas de osso cinzeladas à mão têm o tamanho de partícula maior e menos uniforme[68] .

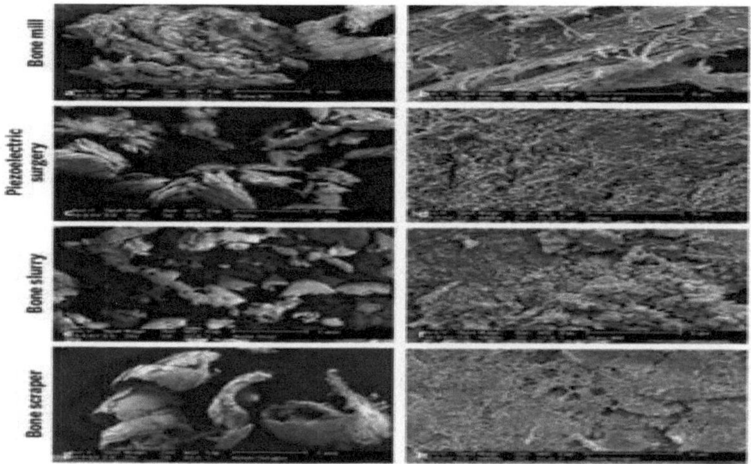

Análise ao microscópio eletrónico de varrimento (MEV) de quatro técnicas habitualmente utilizadas para a colheita de osso autógeno

O osso autógeno é altamente osteogénico e é considerado como o padrão de ouro dos materiais de enxerto. O osso autógeno fornece proteínas, substratos que melhoram o osso, minerais e células ósseas vitais ao local recetor, o que aumenta o sucesso global do procedimento de enxerto, resultando em elevadas taxas de sucesso.

Colheita local de lascas de osso : A técnica utilizada para a colheita foi modificada por volta de 2014, com base nos resultados de vários estudos pré-clínicos de cultura de células in vitro. O sangue do doente é colhido localmente logo após a elevação do retalho, armazenado numa placa estéril e diluído numa proporção de 50:50 com cloreto de sódio isotónico estéril (0,9%) ou solução de Ringer para evitar a coagulação do sangue.

As lascas de osso autógeno são sempre colhidas localmente dentro do mesmo retalho, utilizando um raspador de osso afiado (Buser Bone Scraper, Hu-Friedy) para a colocação do implante.

Os potenciais locais doadores incluem a espinha nasal anterior e a superfície óssea cortical lateral à abertura piriforme em direção à fossa canina. A técnica do raspador ósseo é efectuada com pequenos movimentos da mão e alta pressão sobre a superfície óssea para produzir lascas ósseas bastante pequenas com um tamanho de 1,5 a 2,0 mm e uma forma ondulada caracterizada por um pequeno volume mas uma grande superfície[70] . Para obter as melhores lascas ósseas, o raspador ósseo tem de estar afiado. Por conseguinte, estes instrumentos são regularmente afiados como outros instrumentos periodontais.

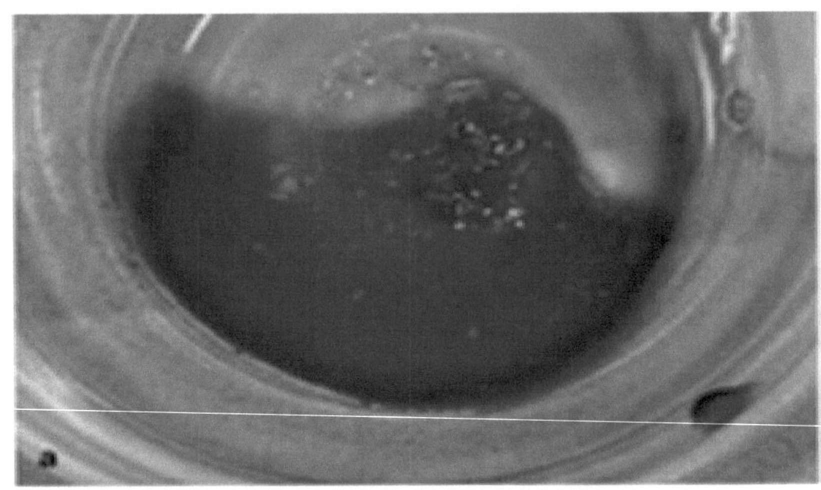

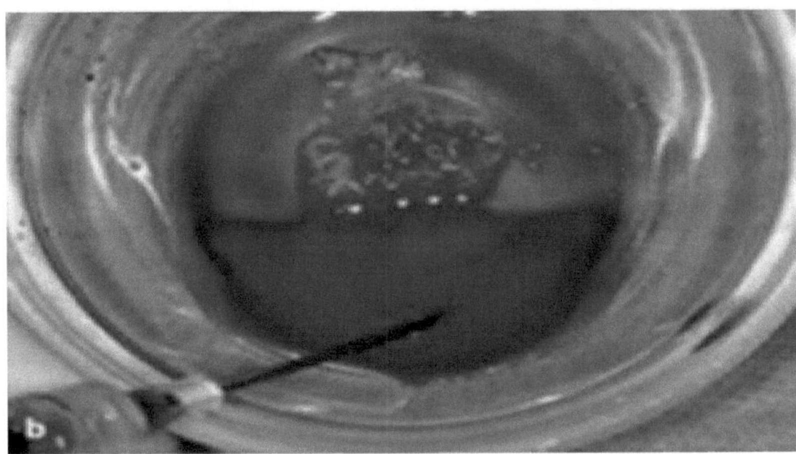

As lascas de osso são armazenadas no sangue do próprio doente misturado com um pouco de cloreto de sódio isotónico ou lactato de Ringer.

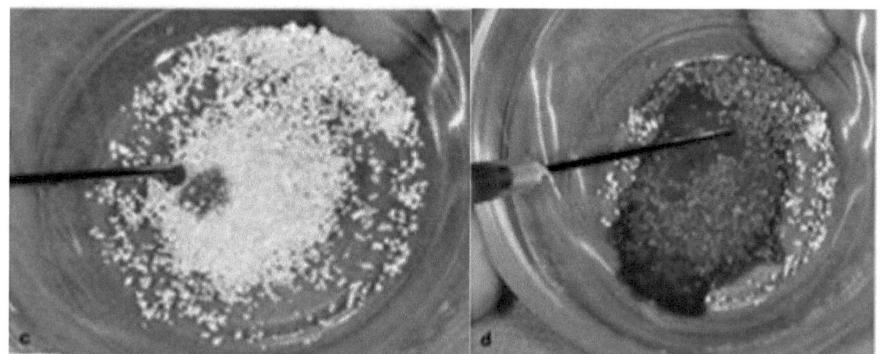

As lascas de osso são armazenadas no sangue do próprio doente misturado com um pouco de cloreto de sódio isotónico ou lactato de Ringer.

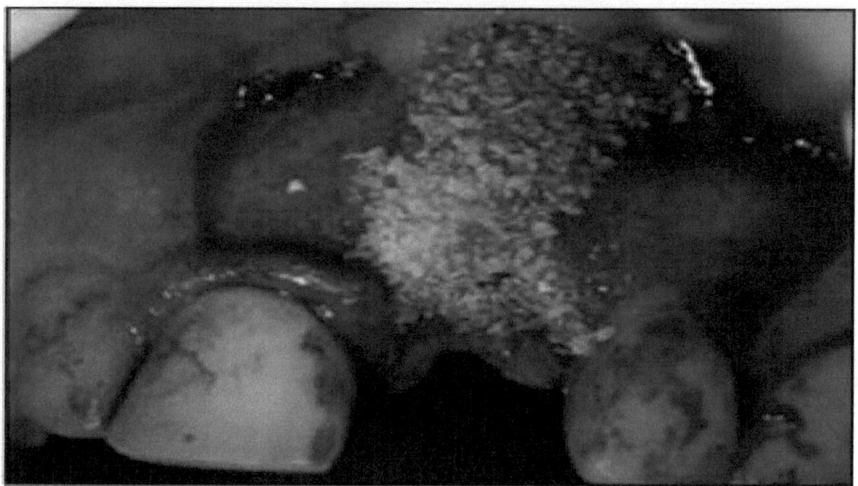

DBBM misturado com lascas de osso autógeno recolhidas no local, cobrindo o defeito.

No entanto, existem desvantagens associadas ao osso autógeno:

1) a necessidade de colheita de um local cirúrgico secundário e a possível morbilidade resultante para o doente;

2) possível reabsorção radicular e anquilose com o uso de enxerto de osso ilíaco fresco quando colocado perto das raízes, e

3) a dificuldade de obter uma quantidade suficiente de material de enxerto, especialmente de locais intra-orais.

Estas limitações levaram ao desenvolvimento de aloenxertos e aloplastos como materiais de enxerto alternativos ou suplementares[70] .

ALOENXERTOS ÓSSEOS

Os aloenxertos consistem em tecidos transferidos de um indivíduo para outro indivíduo geneticamente diferente da mesma espécie. A principal vantagem dos aloenxertos ósseos é evitar um local de dador secundário, reduzir o tempo cirúrgico, diminuir a perda de sangue, diminuir a morbilidade do hospedeiro e o fornecimento ilimitado de material de enxerto.

No entanto, os aloenxertos não são osteogénicos e a formação óssea demora normalmente mais tempo e resulta numa menor regeneração do que os enxertos autógenos. Com os aloenxertos, têm sido levantadas preocupações relativamente à possibilidade de transmissão de doenças através do enxerto; no entanto, com um rastreio meticuloso do dador e processamento das amostras, o risco é extremamente baixo[71] .

A liofilização e o processo Tutoplast® são dois métodos de processamento de amostras comummente utilizados que podem reduzir ainda mais o risco de transmissão de doenças. O osso liofilizado pode ser utilizado em duas formas: aloenxerto ósseo liofilizado desmineralizado (DFDBA) ou aloenxerto ósseo liofilizado mineralizado (FDBA). Uma vez que o FDBA é mineralizado, provoca uma reabsorção mais lenta do que o DFDBA e proporciona um suporte osteocondutor quando implantado em tecidos mesenquimatosos.

No caso do DFDBA, o processo de desmineralização remove a fase mineral do enxerto, o que pode expor o colagénio ósseo subjacente e, possivelmente, factores de crescimento ósseo como as BMPs. Por este motivo, o DFDBA pode ter uma maior osteoindutividade do que o FDBA . No entanto, este potencial osteogénico depende da qualidade e quantidade da matriz óssea no material de enxerto. A maioria dos bancos de ossos comerciais não verifica a presença ou a atividade das BMPs no DFDBA, nem a capacidade do DFDBA para induzir novo osso[71,72] . Schwartz et al. descobriram que o DFDBA de diferentes bancos de tecidos tinha uma variedade de formas e tamanhos, bem como um potencial osteoindutor consideravelmente variável, que parecia depender da idade, com um potencial mais forte nos dadores mais jovens.

Mesmo a partir do mesmo banco de tecidos, diferentes lotes podem ter resultados clínicos diferentes. Isto pode explicar parcialmente o facto de Rummelhart ter encontrado resultados clínicos semelhantes entre o DFDBA e o FDBA para a regeneração óssea. O tamanho das partículas de enxerto também é importante. Verificou-se que o tamanho de partícula mais adequado é de 100 a 400 um . Foi sugerido que estas partículas pequenas podem melhorar a osteogénese em comparação com as partículas maiores (1000 - 2000 um) devido à área de superfície aumentada e ao tamanho ideal dos poros entre as partículas, o que permite uma maior vascularização e a ocorrência de osteogénese. As partículas demasiado pequenas podem ser reabsorvidas demasiado depressa para a formação óssea. As partículas demasiado grandes podem impedir a vascularização e podem ser sequestradas[73] .

Considerando as diferentes propriedades biológicas e mecânicas, são frequentemente combinados diferentes materiais de enxerto para otimizar o ambiente para a regeneração do osso vital. Se se pretender uma osteoindução rápida, mantendo os benefícios de criação de espaço e o aumento da densidade mineral associados ao aloenxerto mineralizado, o FDBA pode ser combinado com DFDBA ou osso autógeno. Com esta combinação, é possível tirar partido da presumível osteoindução e do tempo de renovação mais rápido do enxerto desmineralizado ou autógeno, combinados com o tempo de renovação prolongado e a densidade mais elevada obtida com o tecido de aloenxerto mineralizado. Sanders et al. (1983) compararam os efeitos clínicos do FDBA isolado e do enxerto ósseo composto FDBA/autógeno no tratamento de defeitos periodontais e verificaram uma maior taxa de sucesso dos enxertos compostos[74] .

XENOENXERTOS ÓSSEOS E ALOPLASTOS

Os xenoenxertos são enxertos de tecido obtidos de uma espécie diferente da espécie hospedeira. Os materiais de xenoenxerto representativos são a hidroxiapatite natural (HA) e o osso bovino desorganizado (matriz óssea anorgânica ou ABM). Estes materiais de enxerto são materiais de enchimento osteocondutores inertes, que servem de suporte para a formação de novo osso. A hidroxiapatite natural é extraída de ossos de animais. Tem a microestrutura tridimensional do osso natural e é altamente biocompatível com os tecidos duros e moles adjacentes. O ABM é um osso inorgânico de origem bovina. É um carbonato que contém apatite com uma arquitetura cristalina e uma relação cálcio/fosfato semelhante à do mineral ósseo natural dos seres humanos[75] . Com o tempo, o material de enxerto ABM integra-se no osso humano e é lentamente substituído por osso recém-formado. No entanto, o processo de remodelação demora muito tempo e há relatos de que o enxerto bovino está presente mesmo após 18 meses.

As biópsias humanas após o aumento do seio maxilar confirmam que as partículas de substitutos ósseos derivados de bovinos ainda podem ser encontradas até 10 anos após a cirurgia. As desvantagens dos xenoenxertos são o risco acrescido de uma resposta imune do hospedeiro, a fragilidade e a facilidade de migração. Os xenoenxertos parecem incorporar-se no osso natural, mas a sua baixa taxa de reabsorção pode ter um impacto negativo na cicatrização do local enxertado e comprometer as propriedades mecânicas e biológicas do osso regenerado[75] .

Os aloplastos são um material de enxerto sintético inerte. Os materiais de aloplastos mais utilizados são o carbonato de cálcio, o sulfato de cálcio, os polímeros de vidro bioativo e os materiais cerâmicos, incluindo a hidroxiapatite sintética e o fosfato tricálcico (TCP). O mecanismo de ação destes materiais é estritamente de osteocondução. Fornecem um suporte para uma melhor reparação e crescimento do tecido ósseo. A utilização de autoenxertos, aloenxertos, xenoenxertos ou aloplastos, isoladamente ou em combinação, deve basear-se na capacidade de cicatrização sistémica do indivíduo, no potencial osteogénico do local recetor e no tempo disponível para a maturação do enxerto.

Devido à ausência de conclusões definitivas quanto à eficácia relativa dos xenoenxertos e aloplastos no tratamento de defeitos periodontais, recomenda-se a sua combinação com aloenxertos para pequenos defeitos em pacientes saudáveis. O osso autógeno deve ser adicionado para defeitos progressivamente maiores, especialmente para defeitos e/ou pacientes com menor potencial osteogénico. Adicionalmente, deve ser utilizada uma membrana de barreira para obter melhores resultados[76] .

Estabilidade do enxerto compósito aplicado

Os enxertos ósseos e os substitutos ósseos são utilizados por rotina como enxerto composto por baixo da membrana nos procedimentos de ROG. É muito importante ter uma boa estabilidade do enxerto composto aplicado durante as fases iniciais da cicatrização óssea, porque as células precursoras só se formam em osteoblastos quando não existem micro movimentos na área de aumento. Caso contrário, formar-se-ão fibroblastos e o resultado regenerativo será um tecido fibroso.

Por conseguinte, o cirurgião deve considerar cuidadosamente se são necessárias medidas especiais para proporcionar uma boa estabilidade ao enxerto composto. Em defeitos favoráveis de duas ou três paredes, isto não representa um problema[77] .

As membranas de colagénio hidrofílicas embebidas em algumas gotas de BCM e aplicadas em dupla camada proporcionam uma excelente estabilidade para o enxerto composto de duas camadas aplicado. Mais críticos são os defeitos com forma de UU e morfologia de defeito superficial. Nestes defeitos, a utilização de um selante de fibrina, como o Tisseel (Baxter), demonstrou ser muito eficaz. O Tisseel é um selante de dois componentes composto por fibrinogénio e trombina. Quando misturado numa seringa, forma imediatamente fibrina, que estabiliza o enxerto de compósito. Em defeitos ainda mais exigentes, como o aumento ósseo horizontal em defeitos de uma parede ou o aumento ósseo vertical, a estabilização das membranas deve ser efectuada com mini-parafusos ou tachas de membrana[77] .

Variações de tratamento

Existem duas abordagens de ROG na terapia com implantes: ROG na colocação do implante (abordagem simultânea) e ROG antes da colocação do implante para aumentar o rebordo alveolar ou melhorar a morfologia do rebordo (abordagem faseada). O tamanho e o tipo de cada defeito ósseo específico influenciam a seleção do procedimento de enxerto mais adequado[78] .

- Local bone anatomy and socket status
  - Are the socket walls intact?
  - Thickness of the buccal bone wall
  - Crest width 3 mm apical to cementoenamel junction
  - Bone volume in the periapical area
  - Is the socket infected or not?
- Other criteria
  - Esthetic vs nonesthetic sites
  - Medical and dental risk factors of the patient
  - Age of the patient

Buser et al. afirmaram que a abordagem simultânea está indicada apenas quando o defeito ósseo à volta do implante não é extenso e é possível obter uma colocação protética adequada e uma boa estabilização primária. No entanto, se o osso à volta do implante for fino, a regeneração óssea completa na superfície do implante pode não ser alcançada mesmo que se utilize a ROG. Nestes casos, o plano de tratamento deve ser alterado para a abordagem faseada, na qual o implante é colocado após o aumento do rebordo.

Para a escolha dos diferentes materiais, os defeitos menores do rebordo alveolar sugerem a utilização de um material de aloenxerto numa abordagem simultânea, enquanto os defeitos moderados do rebordo horizontal requerem a utilização de procedimentos de enxerto mais previsíveis, como enxertos autógenos numa abordagem faseada. Nos casos de defeitos combinados graves do rebordo alveolar horizontal e vertical, a utilização de dispositivos reconstrutivos, como parafusos de fixação, redes e/ou membranas reforçadas, será obrigatória para garantir resultados regenerativos mais previsíveis[78] .

Fornecimento de sangue, penetração da medula óssea

A angiogénese e um amplo fornecimento de sangue são obrigatórios para o desenvolvimento e manutenção do osso. A formação de novos vasos sanguíneos geralmente ocorre a partir de vasos sanguíneos existentes. Para um rebordo alveolar dentado intacto, o fornecimento de sangue inclui o complexo de arteríolas supraperiosteais, a rede capilar subepitelial da gengiva e do ligamento periodontal e as arteríolas que penetram no osso alveolar interdentário.

No entanto, quando um dente é perdido, o fornecimento de sangue do ligamento periodontal desaparece, e o fornecimento de sangue provém apenas dos tecidos moles e dos vasos sanguíneos supraperósteos do osso. A superfície do osso cortical é normalmente perfurada com uma pequena broca redonda antes da colocação de um enxerto ósseo para abrir a cavidade medular e estimular a hemorragia na área do defeito. Este procedimento é designado por decorticação ou penetração da medula óssea.

Entrega baseada em biomateriais

Fornecimento de Factores de Crescimento. As moléculas de sinalização, como os factores de crescimento, controlam a forma como as células crescem e se desenvolvem. Várias funções celulares são afectadas pelos factores de crescimento, incluindo a proliferação, a migração e a formação da matriz extracelular (ECM), sendo que alguns deles desempenham um papel na diferenciação celular. Os factores de crescimento incluem VEGFs, FGFs, PTHs, PDGFs e IGFs. Quando as células começam a reparar-se, é libertado PDGF, que é quimiotático e mitogénico.

A angiogénese é induzida pelo FGF e células como os fibroblastos, os ligamentos periodontais, os osteoblastos e o endotélio são proliferados e diferenciados por este fator de crescimento. Da mesma forma, a sinalização do FGF contribui para o desenvolvimento do esqueleto craniano, um método desenvolvido para fornecer factores de crescimento a suportes.
A utilização combinada de PDGF e de enxertos resulta numa regeneração óssea de até 5 mm, enquanto que os enxertos isoladamente resultam numa regeneração óssea de cerca de 1-2 mm. Por conseguinte, espera-se que os factores de crescimento melhorem os resultados dos materiais de enxerto[80] .

Para manter a saúde e o crescimento do esqueleto, os IGFs são necessários e o mesênquima também desempenha um papel na vascularização, proliferação e formação óssea no crânio e na maxila. As lesões periodontais são tratadas com plasma rico em plasma (PRP) derivado do sangue centrifugado do próprio paciente, que pode ser utilizado sozinho ou com materiais de enxerto.

Embora não existam provas suficientes para sugerir uma relação entre o PRP e a elevação do pavimento do seio maxilar, este parece ter benefícios no tratamento de lesões periodontais. Sabe-se que os PDGFs contribuem para a reparação óssea, cicatrização de feridas e regeneração após trauma ou infeção, estimulando a multiplicação de células progenitoras osteoblásticas. Existem evidências histológicas de que o derivado da matriz do esmalte (EMD), Emdogain, pode regenerar lesões periodontais devido ao seu elevado teor de amelogenina e pequenas quantidades de esmalte e outras proteínas[80,81] .

Além disso, as lesões periodontais angulares podem ser tratadas com este tratamento. Além disso, o EMD contém factores de crescimento que estimulam a produção de factores de crescimento, como as proteínas morfogenéticas ósseas (BMPs), e melhoram a angiogénese. Além disso, o EMD contém factores de crescimento que estimulam a angiogénese e aumentam as proteínas morfogenéticas ósseas (BMPs). Em vários estudos, a combinação de aloenxerto ósseo desmineralizado liofilizado (DFDBA) com EMD foi estudada e considerada bem sucedida na regeneração de lesões periodontais.

As proteínas da matriz óssea, ou BMPs, desempenham um papel importante no desenvolvimento ósseo em todas as fases. Para além da sua contribuição para a formação da crista neural, a rhBMP-7 e a rhBMP-2 estão também envolvidas no desenvolvimento dos dentes, lábios, palatos e primórdios faciais, bem como na criação de calosidades moles e duras[81] .

No processo da sua criação, foram consideradas a ortopedia, a periodontia e a medicina dentária. Ao interagir com a MEC, os factores de crescimento são estabilizados e mantidos in vivo. Para conseguir uma libertação estável e local de um ou vários FGs, é crucial selecionar o método correto de administração do biomaterial. Para capturar física ou quimicamente os FGs, estão a ser utilizadas esponjas, micro/nanopartículas, membranas de nanofibras e hidrogéis como veículos de entrega. Para além de manter a cinética de libertação, os FGs no biomaterial fornecem um suporte poroso que facilita o crescimento ósseo interno. Os exemplos seguintes demonstram duas estratégias eficazes.

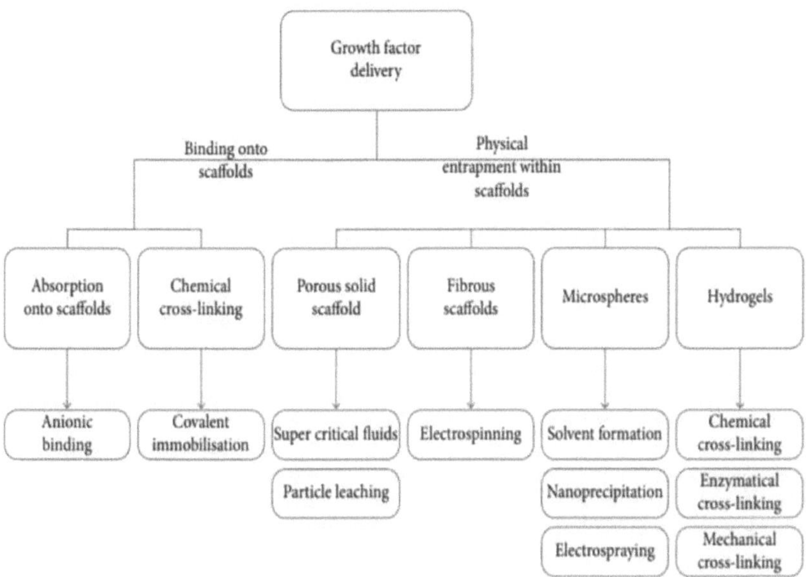

Current methods for fabrication of growth factor-loaded scaffolds

Segundo Jung, a BMP-2 recombinante tem potencial para aumentar e acelerar a reabsorção gengival em humanos, bem como para uma vasta gama de defeitos ósseos. Estes incluem

(1) rhBMP-2 injectada em colagénio absorvível para elevação do seio maxilar e aumento local dos rebordos alveolares

(2) OP-1 putty e rhBMP-7 para fracturas não aderentes

(3) TCP injetado com rhPDGF para tecido periodontal.

Outro estudo revelou que as células do ligamento periodontal humano desenvolveram osteoblastos precoces quando foi adicionada BMP-7 recombinante. No desenvolvimento ósseo, na produção óssea e na homeostase, as BMPs funcionam em conjunto com o fator de crescimento transformador beta (TGF-beta), activando as vias de sinalização.

Veículos de entrega de células estaminais. Os biomateriais também podem ser utilizados para a entrega de células estaminais. As células incorporadas podem ser ligadas e desenvolvidas utilizando biomateriais em vez de ECM nativa, evitando a anquilose. Em muitos casos, os biomateriais podem ser alterados para ativar os processos celulares necessários à regeneração dos tecidos e para evitar uma resposta imunitária do hospedeiro.

Os hidrogéis permitem que as células estaminais sejam aplicadas de forma minimamente invasiva na face e no maxilar para reparar deformidades e perturbações do crânio[82] . O tecido adiposo, a polpa dentária, a placenta, a medula óssea e as células progenitoras e estaminais adultas do limbo foram utilizados em estudos clínicos. Apenas alguns materiais comercialmente acessíveis baseados em células estaminais mesenquimais estão disponíveis para utilização clínica, tais como DBM, Trinity Evolution Matrix™, Map3™, Osteocel Plus® e AlloStem®

Um relatório de Soe e outros indicou a existência de células estaminais mesenquimais no ligamento periodontal. De um modo geral, a administração de células estaminais através de biomateriais parece ajudar a regenerar e reestruturar a cavidade oral. No entanto, é necessária mais investigação para avaliar a segurança da medicação e a sua eficácia a longo prazo. Entrega de genes.

As curtas meias-vidas de muitos factores de crescimento utilizados na engenharia de tecidos restringem a sua disponibilidade no momento certo e na quantidade certa. Recentemente, têm sido utilizados genes para estimular as células a criar factores de crescimento. Os biomateriais têm sido preferidos a outros sistemas de vectores de vírus devido à sua segurança e facilidade de modificação e mutagénese.

Um estudo efectuado por Giannobile et al. transferiu com sucesso os genes BMP-7 e PDGF para fibroblastos, cementoblastos e outras células periodontais. O transplante de células que expressam estes genes em feridas periodontais estimulou a regeneração do osso e do cimento em ratos.

Com esta tecnologia, podem ser simuladas reparações periodontais, embora sejam necessários estudos adicionais sobre a eficácia e a segurança do método[82,83] .

Tecnologias de andaimes e sem células. Para diagnosticar o prognóstico das doenças humanas, os cientistas desenvolvem continuamente novos modelos de doenças, detectam indicadores precoces e experimentam novos tratamentos. Os seres humanos são capazes de curar uma variedade de doenças através de células estaminais multipotentes. As células da linha de células estaminais mesenquimais podem diferenciar-se numa variedade de tipos de células e funcionar como glândulas parácrinas que segregam substâncias químicas endógenas que afectam a resposta imunitária e ajudam na reparação de tecidos.
É difícil utilizar com segurança os bancos de MSC para aplicações regenerativas rápidas devido aos desafios únicos específicos de cada tipo de MSC, incluindo questões técnicas, legais e éticas. Os EVs são um grupo de pequenas vesículas que são libertadas a partir de diferentes tipos de células e culturas heterogéneas por brotamento da membrana plasmática. Existem muitas vesículas diferentes nos EVs, tais como exossomas, vesículas de excreção, nanopartículas e corpos apoptóticos.

Os termos ectossoma, micropartícula e nanopartícula referem-se a vesículas individuais libertadas diretamente da membrana plasmática. &e A origem dos exossomas tem sido implicada em numerosos estudos; no entanto, falta frequentemente informação fiável sobre a origem das EV. As nano ou microvesículas são classificadas de acordo com o seu tamanho. &e O secretoma de uma célula inclui as vesículas extracelulares. &e Principais factores de crescimento Ligação a andaimes Absorção em andaimes[84]

Reticulação química Scaffolds sólidos porosos Scaffolds fibrosos Microesferas Hidrogéis Ligação aniónica Imobilização covalente Fluidos supercríticos Electrospinning Formação de solventes Reticulação química Lixiviação de partículas Nanoprecipitação Electrospraying Reticulação mecânica Reticulação enzimática Aprisionamento físico em scaffolds.

Advances in Materials Science and Engineering 7 Os componentes dos exossomas são ácidos nucleicos, proteínas, citocinas, enzimas e proteínas mal dobradas. Tendo em conta as suas muitas caraterísticas, que podem ser utilizadas para fins de diagnóstico, prognóstico e terapêuticos, os exossomas são considerados instrumentos terapêuticos novos e inteligentes.

Os estudos examinaram a forma como os exossomas derivados das MSC podem ser utilizados na regeneração dos rins, do fígado, do coração e das lesões neurológicas numa variedade de doenças e condições modelo. Recentemente, os cientistas concentraram-se nas ESC-MSCs. Foram utilizados vários métodos para examinar os componentes do meio condicionado, incluindo tecnologias de identificação de proteínas multidimensionais, microarrays de genes e arrays de anticorpos contra citocinas[84,85] .

Os materiais bidimensionais que podem ser escalonados em nanómetros podem ser utilizados para melhorar a interação entre as células e os tecidos humanos. São necessárias interfaces biocompatíveis e bioactivas entre as células e os biomateriais. Estudos recentes demonstraram a eficácia do MoS2, do WSe2 e do h-BN como materiais de fabrico de dispositivos biomédicos.

Tem-se verificado que os materiais bidimensionais apresentam propriedades físicas, químicas, eléctricas e ópticas distintas. As propriedades antimicrobianas e físicas do grafeno têm sido amplamente divulgadas nos últimos anos, mas o material também tem algumas limitações.

Nos próximos anos, o fosforeno negro (PB) poderá substituir o grafeno como material potencial para aplicações biomédicas devido à sua estrutura material e propriedades biológicas. Tal como outros materiais 2D, o BP pode ser utilizado para fabricar detectores colorimétricos e de fluorescência e biossensores.

Além disso, o BP produz subprodutos não tóxicos no corpo após a biodegradação in vivo. Esta propriedade deste material pode ser benéfica para produtos farmacêuticos, revestimentos protéticos e estruturas de suporte[86] .

Como a BP é um agente pouco citotóxico, não há efeitos locais. Inzana e outros centraram a sua investigação de 2014 na criação de estruturas de fosfato de cálcio utilizando a impressão 3D a baixa temperatura. A bioligação destes scaffolds a produtos químicos do tecido ósseo é possível porque estes scaffolds mostraram uma boa citocompatibilidade e propriedades osteocondutoras [148]. Já existe BP no osso, mas em quantidades minúsculas, compreendendo 1% (pouco mais de 660 gramas) do peso corporal total.

Uma bioligação pode utilizar esta caraterística para se combinar com produtos químicos que aumentam a osteocondução. O papel do cálcio e do fosfato na cicatrização óssea é bem conhecido na engenharia de tecidos. Os investigadores centraram-se em suportes à base de biovidro feitos de nanofolhas de BP.

É possível criar uma variedade de suportes utilizando a bioimpressão. Uma técnica de impressão 3D que utilize biomateriais que tenham sido dopados ou revestidos com BP pode ser uma forma viável de melhorar a terapia do osteossarcoma[86] . Wang et al. criaram scaffolds experimentais que imitam o osso medular, criando danos reticulares para promover e melhorar a fixação e colonização celular.
Foram aplicadas nanofolhas de BP (200-400 nm) às estruturas para as ligar de forma segura e eficaz. Com base nos resultados dos testes in vitro, os andaimes revestidos foram muito capazes de promover a formação óssea devido ao aumento da proliferação celular nas suas superfícies, o que pode ter sido explicado pela sua forma única.

Foi demonstrado que as estruturas BP-BG são mais eficazes no tratamento de anomalias ósseas pós-oncológicas num modelo de osteossarcoma em ratos. Em particular, os géis foram criados por foto-reticulação de gelatina contendo metacrilamida com luz ultravioleta (GelMA). O GelMA e o BP foram revestidos com arginina e poli(éster amida).

Um hidrogel funcionalizado facilitou o desenvolvimento ósseo. O módulo de compressão do hidrogel e o tempo de biodegradabilidade foram medidos in vitro, em que o BP submerso em fluidos fisiológicos mimetizados produziu uma resposta positiva. Além disso, os hidrogéis à base de BP promoveram a proliferação de células estaminais da polpa dentária humana (hDPSCs) quando ocorreu a diferenciação em osteoblastos[86,87] .

Com base nos resultados deste estudo, os hidrogéis revestidos com BP podem ser adequados para utilização em medicina dentária se proporcionarem o ambiente ideal para as hDPSCs . Em seguida, folhas de boro 2D foram cultivadas em substratos de Ag para produzir estruturas triangulares bidimensionais conhecidas como borofeno (BO).

Tal como acontece com o grafeno, o borofeno apresenta regularmente propriedades anisotrópicas. Devido à sua estrutura 3D simples, os boro são classificados como metalóides porque nem os metais nem os não metais podem ser formados a partir da sua estrutura. Vários semicondutores são fabricados com este material. As propriedades metálicas do boro são mais evidentes quando ele é disposto numa estrutura bidimensional, sendo comparável a alótropos como o grafeno.
A forma e o tamanho de uma crista de borofeno são determinados pela força com que os átomos de boro se unem. Por este motivo, as superfícies do grafeno e do borofeno são significativamente diferentes. O borofeno é um composto polimorfo e anisotrópico devido à sua caraterística estrutural.

As propriedades do borofeno fazem dele um material fascinante para aplicações biomédicas. O material é conhecido como o "camaleão" dos materiais biomédicos porque exibe uma variedade de propriedades químicas e físicas que são adequadas tanto para dispositivos médicos como para biomedicina personalizada, exibindo uma variedade de comportamentos e existindo em muitas fases[87] .

GBR para implantes na maxila

No maxilar anterior, a estabilidade a longo prazo dos tecidos peri-implantares e um resultado estético agradável são os objectivos mais importantes do tratamento. A estes seguem-se a função e a fonética corretas. No maxilar anterior, a colocação precoce de implantes após a cicatrização dos tecidos moles (Tipo 2) é a opção de tratamento mais frequentemente utilizada pelo nosso grupo e serviu-nos muito bem nos últimos 20 anos.

É selecionado em locais de extração com uma parede óssea facial fina ou ausente, quando a anatomia óssea local permite o posicionamento correto do implante em 3D e uma boa estabilidade primária, e quando o defeito ósseo resultante no aspeto facial do implante tem uma morfologia de defeito de duas paredes. Uma vez que estas condições clínicas são frequentemente encontradas em locais de extração no maxilar anterior, a colocação do Tipo 2 é a opção mais frequentemente utilizada pelo nosso grupo (> 80%).

Esta abordagem requer um procedimento de retalho aberto, uma vez que os tecidos moles estejam cicatrizados, para permitir o aumento do contorno utilizando GBR[88] . O espessamento espontâneo dos tecidos moles após a extração observado com esta abordagem reduziu significativamente a necessidade de enxerto adicional de tecidos moles com tecido conjuntivo colhido de locais dadores no palato. Assim, esta é uma vantagem significativa da abordagem descrita.

O aumento do contorno é efectuado com um enxerto composto de duas camadas, incluindo lascas de osso autógeno colhidas localmente para acelerar a velocidade e o volume da formação de novo osso, enquanto os biomateriais, como as partículas de DBBM, são utilizados para a estabilidade do volume ao longo do tempo devido à sua baixa taxa de substituição. O potencial biológico do BCM ajudou a otimizar ainda mais o resultado regenerativo com o aumento do contorno utilizando GBR.

As barreiras reabsorvíveis, como as membranas de colagénio não reticulado, são atualmente preferidas na maioria dos doentes para evitar um segundo procedimento de retalho aberto para remoção da membrana. Este facto constitui uma vantagem adicional e reduz a morbilidade e as despesas para os doentes.

Nesta indicação de ROG, não há necessidade de pinos e tachas de fixação. São utilizados em locais cirúrgicos com aumento ósseo vertical ou na técnica da salsicha[88,89] .

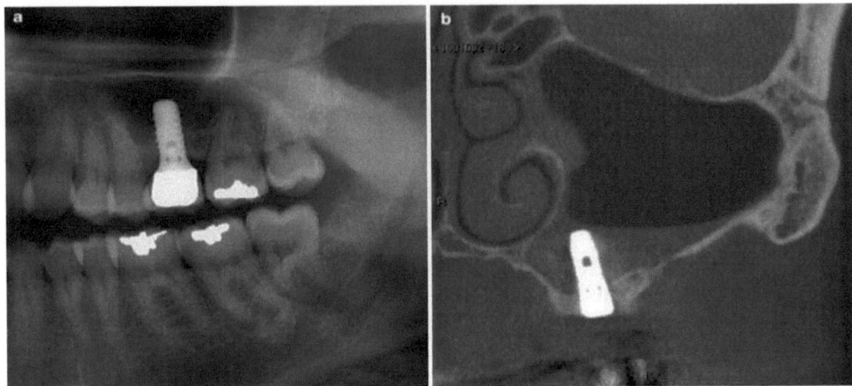

Colocação de implantes com elevação do pavimento sinusal no maxilar

GBR para implantes na mandíbula

Os procedimentos de ROG são utilizados por rotina para o aumento ósseo horizontal para implantes na mandíbula. Os princípios cirúrgicos básicos não se alteraram nos últimos 20 anos. Estes princípios são os seguintes:

- A técnica de ROG simultânea é utilizada apenas em defeitos ósseos peri-implantares com uma anatomia de defeito de pelo menos duas paredes, porque a nova formação óssea provém destas paredes ósseas e da sua cavidade medular. Esta morfologia do defeito permite que a superfície exposta do implante esteja dentro do envelope ósseo, o que é um pré-requisito importante para alcançar um resultado regenerativo previsível.

- Após a inserção do implante numa posição 3D correta, o defeito ósseo peri-implantar é aumentado com um enxerto composto de duas camadas, incluindo lascas de osso colhidas localmente e um material de enchimento ósseo de baixa substituição, como o DBBM. A colheita de lascas de osso é sempre efectuada no mesmo retalho para evitar morbilidade adicional para o paciente.

- As lascas de osso autógeno têm não só propriedades osteocondutoras, mas também osteogénicas, que aumentam a velocidade e o volume da formação de novo osso na área do defeito. São aplicadas como primeira camada para preencher o defeito ósseo e cobrir a superfície exposta do implante.
- Por outro lado, as partículas de DBBM, com a sua baixa taxa de substituição, são aplicadas como uma segunda camada. Não têm propriedades osteogénicas, mas oferecem duas vantagens sinérgicas para o clínico.

-Em primeiro lugar, aumentam o volume do aumento sem causar qualquer morbilidade adicional ao doente.

-Em segundo lugar, não são reabsorvidos durante o processo posterior de remodelação óssea. Por conseguinte, ajudam a manter o volume ósseo ao longo do tempo. Isto significa que as partículas de DBBM são mais importantes para a estabilidade do volume a longo prazo do osso aumentado[90] .

- Nos locais mandibulares, a gravidade deve ser tida em conta como um potencial fator de risco. Por conseguinte, a preparação de um fundo de defeito horizontal no aspeto vestibular é um pormenor importante durante a cirurgia de implantes para estabilizar os enxertos ósseos aplicados e evitar que deslizem apicalmente durante a cicatrização.

- Em casos críticos, as cargas ósseas podem ser estabilizadas com selante de fibrina (Tisseel, Baxter), que é um selante de dois componentes que forma instantaneamente fibrina, que estabiliza fisicamente as cargas ósseas aplicadas.

- Os enxertos ósseos e os preenchimentos ósseos aplicados são cobertos por uma membrana de barreira. Desde o ano 2000, tem sido utilizada principalmente uma membrana de colagénio não reticulado, porque simplifica a aplicação cirúrgica devido às suas propriedades hidrofílicas. Estas membranas reduzem o risco de infeção em caso de deiscência dos tecidos moles durante a cicatrização e não requerem um segundo procedimento de retalho aberto para a remoção da membrana, uma vez que são reabsorvidas pelo tecido no prazo de 4 a 8 semanas.

- As membranas de colagénio são aplicadas com uma técnica de dupla camada para obter uma melhor estabilidade na área do defeito. Isto é causado pelas propriedades hidrofílicas das membranas de colagénio. Não necessitam de pinos ou parafusos de fixação em casos de rotina. Em situações limite com um contorno bucal muito acentuado, a utilização de pinos de fixação é uma boa ferramenta para estabilizar ainda mais o material de aumento e reduzir o risco de deslocação[90,91] .

- Utilizar um fecho primário da ferida e uma cicatrização submersa do implante para proteger os biomateriais aplicados. O mais importante é a formação de osso na área da crista para que o implante inserido, com a sua superfície microrroscada, fique circunferencialmente incorporado no osso aquando da conclusão da cicatrização.

- Por volta da mudança de milénio, a utilização de 3 meses de cura como rotina. Por volta de 2009, o período de cicatrização foi encurtado para 8 semanas, o que tem sido o padrão de tratamento há mais de 10 anos.

- Em pacientes com um defeito numa só parede, o tratamento de eleição é uma abordagem faseada. Isto requer primeiro um aumento do rebordo com um enxerto em bloco e ROG, seguido da colocação do implante 5 meses mais tarde[91] A técnica de ROG foi aperfeiçoada com vários esforços de afinação para melhorar ainda mais os resultados regenerativos, simplificar a técnica cirúrgica e reduzir a invasividade e a morbilidade para os pacientes. O progresso foi substancial e baseou-se em vários aspectos, incluindo os seguintes:

- Um melhor conhecimento das alterações biológicas do rebordo após a extração, levando a critérios de seleção claros para várias opções de tratamento. O conhecimento de que o momento certo é importante para resultados bem-sucedidos foi partilhado com a nossa base de referência. Consequentemente, hoje em dia é muito menos frequente ver pacientes com atrofia óssea horizontal significativa na face vestibular e, por isso, o número de procedimentos de aumento do rebordo com enxertos em bloco diminuiu significativamente na Universidade de Berna nos últimos anos. [92]

- O desenvolvimento do enxerto de alvéolo após a extração ofereceu uma nova opção de tratamento com enxerto de alvéolo e subsequente colocação de implante 4 meses depois. Isto permite frequentemente a colocação de implantes sem ROG, o que reduz os custos para os pacientes.

- O progresso no campo do CAIS permite-nos realizar uma percentagem crescente destas cirurgias de implantes pós-enxerto de alvéolo com uma abordagem sem retalho. Isto optimiza o posicionamento 3D correto e reduz ainda mais a invasividade e a morbilidade para os pacientes. É uma modalidade de tratamento muito atractiva para pacientes idosos e para pacientes com factores de risco médico.

- O desenvolvimento e a introdução de NDIs sem risco acrescido de fracturas de implantes foi um grande progresso por volta de 2010. Os líderes neste domínio são os implantes feitos de uma liga de Ti-Zr (Roxolid). Com os NDIs, a morfologia do defeito pode ser melhorada no aspeto vestibular, o que reduz ainda mais a necessidade de procedimentos de aumento do rebordo por abordagem faseada.

- Por último, mas não menos importante, a melhoria dos conhecimentos sobre a libertação de factores de crescimento a partir de lascas de osso autógeno levou ao desenvolvimento do conceito de BCM. Atualmente, a BCM é utilizada por rotina para ativar as partículas de DBBM antes da aplicação. Assim, as partículas de DBBM são activadas biologicamente com a adesão de factores de crescimento à superfície das partículas de enchimento. Com este conceito, as partículas de DBBM têm um potencial osteogénico e ajudam a otimizar ainda mais os resultados regenerativos na área do defeito[92,93] .

GBR para defeitos de cumeeira horizontal

O chamado rebordo em "ponta de faca", ou maxilar edêntulo de Classe IV de Cawood e Howell, representa um problema único para o aumento horizontal. A altura necessária do rebordo é adequada no lado linguopalatino, mas a largura é insuficiente, tornando a colocação de implantes frequentemente impossível sem tratamento prévio.

A dificuldade de utilizar a ROG tem sido o facto de a estabilização do enxerto particulado ser um desafio nestes defeitos sem a utilização de uma membrana reforçada com titânio com forma estável. Mais recentemente, os clínicos utilizaram membranas de colagénio não estáveis para reconstruir cristas muito finas. Na maioria dos casos, não se conseguiu o ganho ósseo necessário e a maior parte do crescimento ósseo foi obtido apicalmente a partir da crista. A técnica da salsicha foi desenvolvida para ultrapassar estes desafios, utilizando uma membrana de colagénio fixada com pinos de titânio. O objetivo é assegurar a estabilização do enxerto ósseo na crista para que não ocorra migração ou colapso das partículas. Para o aumento horizontal, deve ser selecionada uma membrana de colagénio natural de reabsorção mais rápida e uma mistura 1:1 de osso particulado autógeno e mineral ósseo bovino anorgânico (ABBM) como material de enxerto[94]

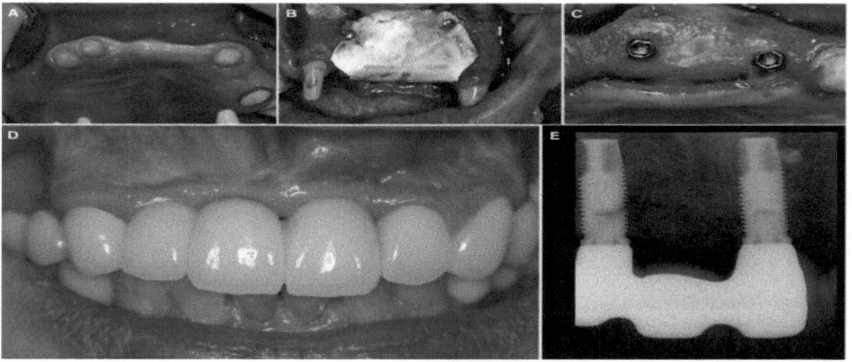

Aumento ósseo horizontal por regeneração óssea guiada (ROG) na maxila anterior.
(A) Defeito ósseo horizontal após trauma no maxilar superior.

(B) Colocação da membrana de barreira de politetrafluoroetileno expandido (e-PTFE) após o preenchimento do defeito com o substituto ósseo Bio-Oss.

(C) Inserção do implante no osso regenerado 7 meses após o procedimento de ROG.

(D, E) A fotografia e a radiografia mostram a restauração final após 1 ano em função

Aumento **da crista vertical mandibular**

O aumento vertical do rebordo na mandíbula posterior continua a ser um procedimento sensível do ponto de vista técnico, associado a um risco acrescido de danos em estruturas anatómicas importantes, como o nervo lingual, a artéria sublingual e o ducto submandibular (ducto de Wharton). A gestão dos tecidos moles é um aspeto crítico da cirurgia mandibular posterior. Desenho do retalho Em geral, um retalho demasiado pequeno é muito difícil de gerir e é frequentemente responsável pela exposição precoce da membrana ou do enxerto.

O "retalho de segurança" ou "retalho remoto", um desenho que consiste em incisões de libertação crestal e vertical, deve ser utilizado neste procedimento.[95]
A lógica por detrás do desenho do retalho é ter tecido mole suficiente para acomodar as dimensões aumentadas do rebordo enxertado. Com este desenho, o médico pode antecipar que será possível efetuar um fecho primário do retalho sem tensão. Normalmente, é efectuada uma incisão de espessura total na crista média da gengiva queratinizada com um bisturi cirúrgico (n.º 15). A extensão distal da incisão na crista termina a 2 mm da almofada retromolar.

Para o acesso cirúrgico, é efectuada uma incisão vertical oblíqua distal em direção ao processo coronoide da mandíbula. Uma incisão vertical é colocada mesiobucalmente a pelo menos um e de preferência dois dentes de distância do local da cirurgia. Após a realização das incisões primárias, são utilizados elevadores periosteais para refletir um retalho de espessura total para além da junção mucogengival e pelo menos 5 mm para além do defeito ósseo. O retalho lingual é elevado até à linha milo-hioide, onde se identifica a fixação das fibras do músculo milo-hioide[95,96]

Preparação do local **recetor**

O osso exposto é limpo de todos os restos de tecido mole com cinzéis (por exemplo, cinzel de ação posterior). O leito ósseo recetor é preparado com múltiplos orifícios para parafusos de descorticalização, utilizando uma pequena broca redonda. Se for preferível utilizar um parafuso de fixação para determinar com precisão a posição vertical pretendida, este deve ser colocado nesta altura

Adaptação **da membrana**

É selecionada uma membrana de tamanho adequado e cortada de modo a cobrir completamente o volume do enxerto e a que os bordos não entrem em contacto com os dentes naturais, devendo a membrana assentar em pelo menos 2 mm de osso adjacente. A fixação da membrana é um aspeto crítico deste procedimento porque o enxerto deve estar imóvel para ser incorporado corretamente. A membrana é estabilizada primeiramente nos aspectos lingual e palatino usando pinos de titânio ou parafusos curtos de titânio de 3 mm em pelo menos dois pontos[97] .
Aumento ósseo vertical por regeneração óssea guiada (ROG) na mandíbula posterior. (A-D) O defeito é preenchido com partículas e blocos de osso autógeno e coberto com membrana de politetrafluoroetileno expandido (e-PTFE) reforçada com titânio (Ti). (E) Reentrada cirúrgica mostrando o local do osso regenerado. (F) A construção protética no local. (G) Radiografia panorâmica aquando da reentrada

Avanço do retalho lingual modificado

A técnica desenvolvida por Urban et al. é designada por técnica de avanço do retalho lingual modificado e consiste em três passos.

Etapa 1: Abertura de túneis e elevação da almofada retromolar (PR) na zona I Após uma incisão supracrestal reta na mucosa queratinizada, os retalhos facial e lingual são cuidadosamente elevados. É utilizado um instrumento periosteal para refletir suavemente o RP do osso e depois puxá-lo para cima na direção coronal. Como este tecido tende a ser muito elástico e resistente, este passo é relativamente fácil de efetuar. Isto permite a incorporação do RP no retalho lingual, o que contribui para maximizar a libertação do retalho e reduz o risco de perfuração quando se trabalha nas zonas II e III[98].

Etapa 2: Separação do retalho com preservação do músculo milo-hióideo na zona II Após a identificação visual da inserção do músculo milo-hióideo, o tecido mole superior ao músculo é empurrado suavemente com instrumentos rombos numa direção lingual.

Desta forma, o retalho pode ser separado das fibras superiores do músculo de forma minimamente invasiva, sem descolamento da inserção muscular.

Etapa 3: Libertação periosteal anterior, semicircular, na zona III Na região pré-molar, onde o músculo milo-hióideo está profundamente fixado na mandíbula, a reflexão do retalho não deve ser mais profunda do que na zona II. É efectuada uma incisão periosteal semiaberta com uma lâmina no. 15 num ângulo perpendicular rodado, utilizando um movimento de varrimento (zona III) com a zona média (zona II). Esta manobra proporciona flexibilidade para a zona III e ajuda a evitar deiscências da ferida pós-operatória, que normalmente ocorrem se a gestão do retalho não for adequada. Se for efectuada adequadamente, esta técnica permite normalmente uma libertação suficiente do retalho para conseguir um encerramento primário passivo[98].

Vistas labial e oclusal da libertação do retalho lingual modificado com vista labial do defeito vertical. Foi fixada uma membrana de politetrafluoroetileno denso (dPTFE) no lado lingualAvançamento do retalho vestibular:

A técnica periosteoelástica O avanço cuidadoso do retalho bucal e a proteção do nervo mental são partes essenciais da cirurgia. A técnica que os autores desenvolveram para o efeito é maioritariamente "sem lâmina" e tem três passos

Etapa 1: Incisão periosteal suave e proteção do nervo mental O periósteo deve ser cortado com muito cuidado ao longo da linha que liga as duas incisões verticais. O corte só deve ser efectuado através do periósteo e não nas fibras abaixo dele.

Essa incisão é apenas uma "porta de entrada" para as fibras elásticas mais flexíveis que podem ser expandidas ainda mais. A estratégia do médico deve ser a de minimizar qualquer lesão nervosa e até mesmo a parestesia temporária do nervo mental.

À volta do nervo, a lâmina deve ser usada com muito cuidado num movimento para trás para garantir que não ocorre nenhuma lesão acidental. Esta incisão é superficial, e o médico deve certificar-se de que apenas o periósteo é cortado e que não é feita nenhuma incisão mais profunda no tecido[99].

Etapa 2: Corte dos feixes subperiosteais Como a maioria dos pacientes tem "feixes cruzados periosteais", o retalho não pode ser avançado conforme necessário após a incisão periosteal ter sido concluída. Estas fibras densas são cortadas suavemente com incisões de varrimento, utilizando a lâmina primeiro num ângulo de 45 graus e depois num ângulo de 90 graus. É importante que a lâmina deixe de ser utilizada para o avanço do retalho.

Passo 3: Separação das fibras elásticas Uma vez concluído este passo, um instrumento periosteal rombo, como um elevador periosteal Prichard ou um Mini Me, um elevador periosteal microcirúrgico, deve ser utilizado num movimento de empurrar coronal para separar as fibras elásticas. Isto irá assegurar que o retalho será significativamente avançado, com menos hipóteses de causar lesões a estruturas anatómicas vitais[99].

Aumento vertical mandibular anterior

A mandíbula anterior é uma região onde ambos os retalhos, vestibular e lingual, devem ser mobilizados durante a reconstrução. Realizar apenas a mobilização do retalho vestibular geralmente resulta em resultados clínicos ruins; as forças que puxam esse retalho frequentemente resultam na abertura da linha de sutura e na exposição precoce da membrana. Portanto, é imperativo que o manejo do retalho lingual seja praticado com segurança e eficácia também nesta região[100]

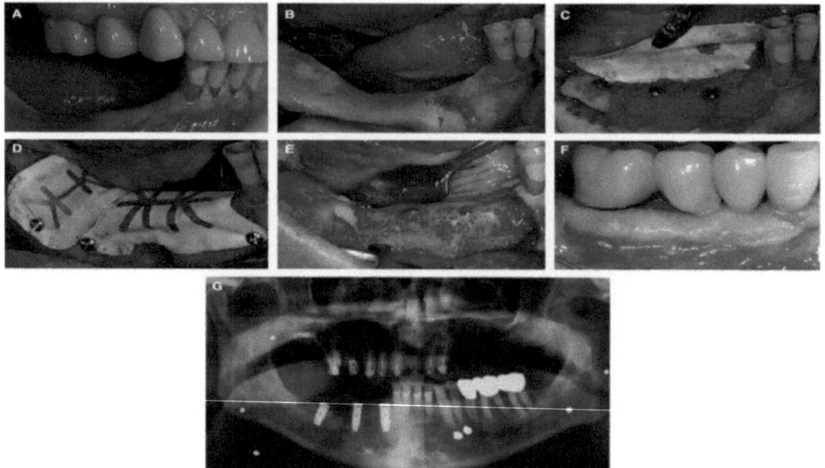

Aumento ósseo vertical por regeneração óssea guiada (ROG) na mandíbula posterior. (A-D) O defeito é preenchido com partículas e blocos de osso autógeno e coberto com membrana de politetrafluoroetileno expandido (e-PTFE) reforçada com titânio (Ti). (E) Reentrada cirúrgica mostrando o local do osso regenerado. (F) A construção protética no local. (G) Radiografia panorâmica aquando da reentrada

Avanço do retalho lingual modificado

A técnica desenvolvida por Urban et al. é designada por técnica de avanço do retalho lingual modificado e consiste em três passos.

Etapa 1: Abertura de túneis e elevação da almofada retromolar (PR) na zona I Após uma incisão supracrestal direta na mucosa queratinizada, os retalhos facial e lingual são cuidadosamente elevados. É utilizado um instrumento periosteal para refletir suavemente o RP do osso e depois puxá-lo para cima na direção coronal. Como este tecido tende a ser muito elástico e resistente, este passo é relativamente fácil de efetuar. Isto permite a incorporação do RP no retalho lingual, o que contribui para maximizar a libertação do retalho e reduz o risco de perfuração quando se trabalha nas zonas II e III[98].

Etapa 2: Separação do retalho com preservação do músculo milo-hióideo na zona II Após a identificação visual da inserção do músculo milo-hióideo, o tecido mole superior ao músculo é empurrado suavemente com instrumentos rombos numa direção lingual.

Desta forma, o retalho pode ser separado das fibras superiores do músculo de uma forma minimamente invasiva, sem descolamento da inserção muscular.

Passo 3:

Libertação periosteal anterior, semi-abrupta, na zona III Na região pré-molar, onde o músculo milo-hióideo está profundamente fixado na mandíbula, a reflexão do retalho não deve ser mais profunda do que na zona II. É efectuada uma incisão periosteal semiaberta com uma lâmina no. 15 num ângulo perpendicular rodado, utilizando um movimento de varrimento (zona III) com a zona média (zona II).

Esta manobra proporciona flexibilidade para a zona III e ajuda a evitar deiscências da ferida pós-operatória, que normalmente ocorrem se a gestão do retalho não for adequada. Se for corretamente executada, esta técnica permite normalmente uma libertação suficiente do retalho para conseguir um encerramento primário passivo[98]

Vistas labial e oclusal da libertação do retalho lingual modificado com vista labial do defeito vertical. Foi fixada uma membrana de politetrafluoroetileno denso (dPTFE) no lado lingual

Avanço do retalho bucal:

A técnica periosteoelástica O avanço cuidadoso do retalho bucal e a proteção do nervo mental são partes essenciais da cirurgia. A técnica que os autores desenvolveram para este efeito é maioritariamente "sem lâmina" e tem três passos

Etapa 1: Incisão periosteal suave e proteção do nervo mental O periósteo deve ser cortado com muito cuidado ao longo da linha que liga as duas incisões verticais. O corte só deve ser efectuado através do periósteo e não nas fibras abaixo dele.

Essa incisão é apenas uma "porta de entrada" para as fibras elásticas mais flexíveis que podem ser expandidas ainda mais. A estratégia do médico deve ser a de minimizar qualquer lesão nervosa e até mesmo a parestesia temporária do nervo mental.

À volta do nervo, a lâmina deve ser usada com muito cuidado num movimento para trás para garantir que não ocorre nenhuma lesão acidental. Esta incisão é superficial, e o médico deve certificar-se de que apenas o periósteo é cortado e que não é feita nenhuma incisão mais profunda no tecido[99].

Etapa 2: Corte dos feixes subperiosteais Como a maioria dos pacientes tem "feixes cruzados periosteais", o retalho não pode ser avançado conforme necessário após a incisão periosteal ter sido concluída. Estas fibras densas são cortadas suavemente com incisões de varrimento, utilizando a lâmina primeiro num ângulo de 45 graus e depois num ângulo de 90 graus. É importante que a lâmina deixe de ser utilizada para o avanço do retalho.

Etapa 3: Separação das fibras elásticas Uma vez concluída esta etapa, deve ser utilizado um instrumento periosteal rombo, como um elevador periosteal Prichard ou um Mini Me, um elevador periosteal microcirúrgico, num movimento de empurrão coronal para separar as fibras elásticas.

Isto assegurará que o retalho será significativamente avançado, com menos hipóteses de causar lesões em estruturas anatómicas vitais[99].

Aumento vertical mandibular anterior

A mandíbula anterior é uma região onde ambos os retalhos, vestibular e lingual, devem ser mobilizados durante a reconstrução. Realizar apenas a mobilização do retalho vestibular geralmente resulta em resultados clínicos ruins; as forças que puxam esse retalho frequentemente resultam na abertura da linha de sutura e na exposição precoce da membrana.

Por conseguinte, é imperativo que a gestão do retalho lingual seja praticada de forma segura e eficaz também nesta região. Colocação tardia de implantes após aumento do rebordo com um enxerto em bloco e ROG utilizando uma abordagem faseada

Estes procedimentos cirúrgicos foram realizados inicialmente com as membranas originais de ePTFE. Por volta do virar do milénio, observou-se uma mudança na técnica cirúrgica com a passagem para membranas de colagénio não reticulado, apresentando dados favoráveis a longo prazo até 10 anos. Esta abordagem cirúrgica só é feita em cristas cicatrizadas com uma atrofia horizontal significativa e uma largura de crista inferior a 4 mm. O procedimento é muito exigente, causa um aumento da morbilidade para os doentes e requer um período de tratamento substancialmente mais longo do que dois procedimentos de retalho aberto.

Numa atrofia horizontal maciça, foi necessário um procedimento de aumento do rebordo horizontal utilizando um enxerto em bloco e a técnica GBR. A cirurgia foi iniciada com uma incisão médio-cristalina estendida distalmente até à área vestibular.
Além disso, foi aplicada uma incisão de libertação mesial ao forame mental para permitir a elevação de um retalho mucoperiosteal trapezoidal.

O rebordo cicatrizado foi exposto e cuidadosamente desbridado de restos do periósteo. De seguida, o córtex bucal foi perfurado com pequenas brocas de 1 mm para abrir a cavidade medular e provocar alguma hemorragia. Um enxerto em bloco corticocaneloso de 7 × 16 × 5 mm foi colhido na área retromolar.

O enxerto em bloco foi aplicado na face vestibular na área do segundo pré-molar ao primeiro molar e fixado com um parafuso de fixação. Os espaços vazios à volta do enxerto em bloco aplicado foram preenchidos com lascas de osso autógeno colhidas no local da colheita[101]. Depois, toda a área foi coberta com uma camada espessa de partículas de DBBM para proteção do enxerto.

De seguida, foi aplicada uma membrana de colagénio através de uma técnica de dupla camada. A cirurgia foi concluída com um encerramento primário da ferida sem tensão, e foi tirada uma radiografia panorâmica, documentando a colheita e os locais doadores, o parafuso de fixação e as múltiplas perfurações no córtex bucal[101].

Factores que influenciam o sucesso da GBR

Foi sugerido que os factores que influenciam o resultado da ROG incluem factores do doente (por exemplo, tabagismo), edema excessivo, tensão passiva do retalho, penetração cortical, morfologia do defeito, comprimento do defeito e ângulo do defeito, fixação da membrana e materiais utilizados.

Sugeriu-se que uma perda óssea horizontal pequena a moderada de 3 a 6 mm na classificação HVC (horizontal, vertical e combinada)68 ou na divisão B (insuficiente), se a largura do rebordo (2,5 a 5,0 mm) for insuficiente para implantes dentários de 4,0 mm de diâmetro, é uma boa indicação para o tratamento com ROG.

Park et al. avaliaram a morfologia da crista nos resultados da ROG. Neste estudo, relataram que a largura do rebordo não teve um efeito significativo no resultado regenerativo e que os ângulos transversais pré-cirúrgicos do rebordo podem ter valor prognóstico na estimativa do resultado da ROG simultânea[102] . Aos 6 meses, um ângulo de crista < 28° resultou numa percentagem estatisticamente significativa maior de redução da altura do defeito do que um ângulo de crista > 28°.

Devido a uma zona avascular localizada sobre a crista edêntula com cerca de 1 a 2 mm de largura, pode inferir-se que as incisões médio-crestais na crista edêntula, com uma possível incisão vertical no aspeto mesial do retalho, parecem ser as que apresentam maior potencial anatómico de sucesso. Isto pode minimizar a necrose do retalho e reduzir ainda mais o risco de exposição da membrana[102] .

O avanço do retalho é necessário como parte de determinados procedimentos cirúrgicos (por exemplo, aumento do rebordo) para obter um fecho primário sem tensão ao longo da linha de incisão.

Incisão de libertação periosteal com guia cirúrgico para este procedimento mencionado abaixo:

1. Devido a uma zona avascular localizada sobre o rebordo edêntulo com cerca de 1 a 2 mm de largura, as incisões na linha média com descarga vertical no bordo anterior do rebordo alveolar são favoráveis à cicatrização. Quer seja utilizado um desenho de retalho sobreposto, um retalho posicionado coronalmente ou uma técnica de retalho pediculado, é obrigatório um encerramento primário eficaz durante o período de regeneração

2. Com pinças dentárias convencionais (as pinças cirúrgicas podem provocar perfurações no retalho), segurar (mas não puxar) o retalho na direção coronal para avaliar a tensão durante a cobertura do local do aumento.

3. Com um novo bisturi (lâmina n.º 15 ou 15c), comece na parte distal do periósteo do retalho e, sem parar (ou seja, de uma só vez), corte o periósteo numa profundidade de 1-3 mm, movendo sempre a lâmina numa direção de distal para mesial.

4. A lâmina deve cortar o tecido num nível apical à junção mucogengival. Para evitar a perfuração do retalho, não cortar a área da mucosa queratinizada.

5. Puxe e avalie (na direção coronal) o retalho e verifique se o avanço do retalho está livre de tensão. Em caso de fecho insuficiente, permanecer na mesma área e cortar mais profundamente na camada muscular ou utilizar um novo retalho em direção paralela ao anterior, mais apicalmente.

6. Verifique sempre o resultado final de modo a que a margem do retalho vestibular cubra a zona lingual ou palatina pelo menos 3-5 mm. Se esta sobreposição não ocorrer, existe uma grande tensão no retalho, o que significa que o fecho é insuficiente. A libertação do músculo pode ser efectuada com uma tesoura de dissecção. Isto é muito importante, especialmente em aumentos verticais ou horizontais do rebordo alveolar com enxertos de osso corticocancelo ou aplicações avançadas da técnica GBR, para evitar a exposição do enxerto.

Os métodos descritos para aliviar a tensão sobre a linha de sutura incluem a sobreposição do retalho, o posicionamento lateral do retalho, o enxerto de tecido ou a utilização de uma combinação de suturas de colchão e suturas interrompidas.

Apesar destas técnicas cirúrgicas, este procedimento pode ainda estar associado a uma tensão excessiva na linha de sutura, que pode frequentemente resultar na abertura da linha de sutura e na exposição precoce da membrana e infeção[103] .

Podem ser implementados dois procedimentos principais para a estabilização da membrana:

1. Adaptação da membrana ao defeito. É de notar que as membranas de colagénio possuem uma capacidade de adaptação inerente.

2. Fixação da membrana por meio de:

a. Mini-parafusos reabsorvíveis e não reabsorvíveis

b. Parafuso de cobertura ou pilar de cicatrização

O periósteo é inicialmente elevado com um cinzel em miniatura e depois através de uma série de insuflações de balão sequenciais. Obtém-se assim um túnel com espaço adequado para a inserção da membrana, decorticação e enxerto com osso substituto e preenchimento com fibrina rica em plaquetas (PRF)[104] .

O encerramento primário é obtido através de 2 ou 3 suturas simples interrompidas. Outro fator que pode afetar os resultados da ROG são as decorticações.

Esthetic risk factors	Level of risk		
	Low	Medium	High
Medical status	Healthy, uneventful healing		Compromised healing
Smoking habit	Nonsmoker	Light smoker (≤ 10 cigarettes per day)	Heavy smoker (> 10 cigarettes per day)
Gingival display at full smile	Low	Medium	High
Width of edentulous span	1 tooth (≥ 7 mm) 1 tooth (≥ 6 mm)	1 tooth (< 7 mm) 1 tooth (< 6 mm)	2 teeth or more
Shape of tooth crowns	Rectangular		Triangular
Restorative status of neighboring teeth	Virgin		Restored
Gingival phenotype	Low-scalloped, thick	Medium-scalloped, medium-thick	High-scalloped, thin
Infection at implant site	None	Chronic	Acute
Soft tissue anatomy	Soft tissue intact		Soft tissue defects
Bone level at adjacent teeth	≤ 5 mm to contact point	5.5 to 6.5 mm to contact point	≥ 7 mm to contact point
Facial bone wall phenotype	Thick wall phenotype (≥ 1 mm thickness)		Thin wall phenotype (< 1 mm thickness)
Bone anatomy of alveolar crest	No bone deficiency	Horizontal bone deficiency	Vertical bone deficiency
Patient's esthetic expectations	Realistic expectations		Unrealistic expectations

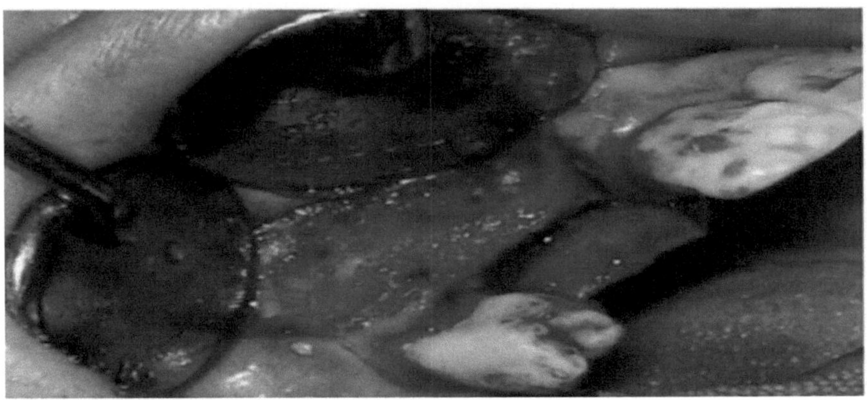

Perfuração cortical

A descorticação do osso antes da colocação de um enxerto ósseo é frequentemente efectuada como parte de um procedimento de ROG. É a perfuração intencional de orifícios através do osso cortical até ao osso esponjoso ou a remoção do osso cortical para expor o osso esponjoso.

A descorticação é efectuada ostensivamente para melhorar o processo de cicatrização, promovendo a hemorragia e permitindo que as células progenitoras e os vasos sanguíneos cheguem mais rapidamente a um local de enxerto ósseo.

Além disso, a decorticação pode melhorar a ligação física entre o osso enxertado e o local recetor.

A descorticação pode ter algumas consequências negativas menores, como o aumento do tempo operatório, perda de sangue adicional, dor pós-operatória potencialmente maior e alguma perda óssea se o procedimento GBR falhar[104] .

Regeneração óssea guiada (ROG) com colocação simultânea de implantes

A ROG com colocação simultânea de implantes só é recomendada se o implante puder ser colocado numa posição tridimensional óptima com estabilidade primária satisfatória a partir do osso natural existente.

No entanto, o sucesso do procedimento não depende apenas da estabilidade do implante, mas também da estabilidade do material de enxerto. A aplicação de uma membrana oclusiva minimiza a taxa de reabsorção do enxerto.

A principal indicação para a utilização da ROG como abordagem simultânea é o tratamento de defeitos do tipo deiscência e fenestração. A maioria dos estudos utilizou combinações de enxertos ósseos e membranas de barreira para promover a regeneração óssea em defeitos periimplantares.

O material de aumento mais frequentemente utilizado foi o mineral ósseo bovino desproteinizado (DBBM), em conjunto com membranas de e-PTFE ou colagénio. A ROG pode ser utilizada para o aumento ósseo vertical em combinação com a colocação de implantes. Esta técnica inclui a inserção do implante com uma protusão de 2 a 7 mm do nível ósseo e os procedimentos de aumento a efetuar, principalmente com membrana não reabsorvível com lascas de osso e/ou substitutos ósseos[105] .

Implant placement and Simultaneous Bone Graft

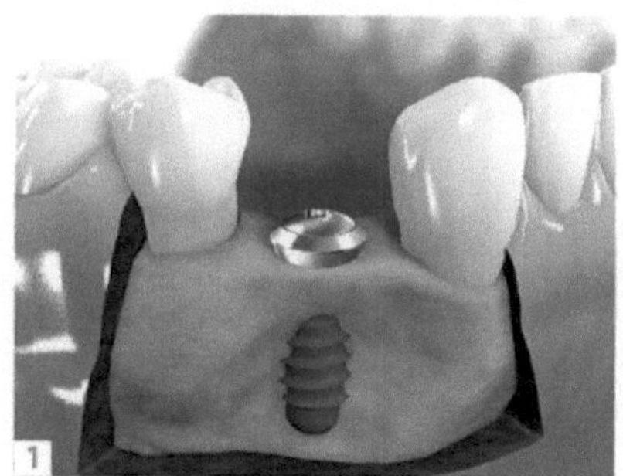

Implants need to be anchored in the jaw bone like natural teeth – in some cases additional bone is needed.

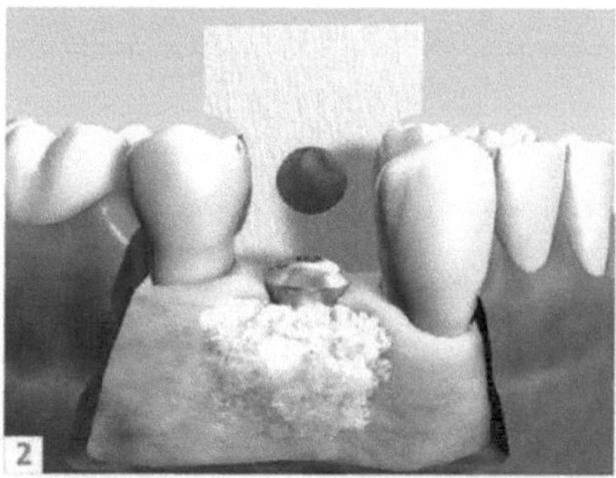

Straumann bone grafting material can be placed to help your body develop new bone to support an implant.

Utilização da RGB como uma abordagem faseada

Quando a anatomia do rebordo não permite uma colocação ideal de implantes tridimensionais, recomenda-se um procedimento em duas etapas, em que a colocação do implante será a segunda etapa após a reconstrução dos tecidos duros.

Muitos estudos afirmaram que a ROG utilizando membranas e substitutos ósseos poderia regenerar o osso antes da colocação do implante. A colocação do implante pode ser planeada após cinco a nove meses da realização dos procedimentos de ROG. Assim, nas classes III e IV da classificação de Cawood, a ROG pode alcançar resultados previsíveis.

Para o aumento ósseo vertical antes da colocação de implantes, Jovanovic et al. (1995) descreveram a utilização de uma membrana de e-PTFE não reabsorvível com DFDBA (aloenxerto ósseo desmineralizado liofilizado) ou DBBM (mineral ósseo bovino desproteinizado) isoladamente ou misturado com lascas autogéneas.

Os dois principais problemas desta reconstrução são:

- exposição da membrana

-Colapso dos tecidos moles.

É por isso que o encerramento do retalho sem tensão é obrigatório, com técnicas de sutura adequadas. Além disso, a utilização de parafusos de fixação foi considerada útil para minimizar o colapso dos tecidos moles·

Sucesso da GBR

O sucesso da ROG é uma das partes importantes da implantologia dentária. Será o sucesso definido apenas como a cobertura de uma superfície de implante deiscente ou fenestrada com tecidos duros regenerados, ou a capacidade de colocar um implante em osso regenerado sem gerar uma fenestração ou deiscência?·

A definição de sucesso da primeira geração foi proposta por Mellonig e Triplet, e consistia na capacidade de cobrir completamente uma superfície de implante dehiscedida ou fenestrada com tecido duro regenerado. A definição de sucesso da segunda geração foi a regeneração de uma dimensão suficiente de osso para suportar forças funcionais ao longo do tempo.

No entanto, a regeneração do osso para cobrir uma superfície de implante exposta, ou a regeneração do osso de cobertura com espessura suficiente para suportar as forças da função ao longo do tempo já não são definições adequadas de sucesso após a terapia com ROG·

Na zona estética, qualquer definição de sucesso deve incluir a regeneração ou a morfologia pré-patológica do rebordo alveolar, para apoiar idealmente os tecidos moles de cobertura e ajudar a maximizar os resultados do tratamento. Esta definição representa a definição de sucesso da terceira geração de ROG.

BIBLIOGRAFIA

1. Nyman S, Lindhe J, Karring T, Rylander H. New attachment following surgical treatment of human periodontal disease. J Clin Periodontol 1982;9:290-296.

2. Nyman S, Gottlow J, Karring T, Lindhe J. O potencial regenerativo do ligamento periodontal. Um estudo experimental no macaco. J Clin Periodontol 1982;9:257-265

3. Boyne PJ. Restauração de defeitos ósseos em acidentes maxilofaciais. J Am Dent Assoc 1969;78:767-776.

4. Hardwick R, Scantlebury TV, Sanchez R, Whitley N, Armbruster J. Membrane design criteria for guided bone regeneration of the alveolar ridge. Em: Buser D, Dahlin C, Schenk RK (eds). Guided Bone Regeneration in Implant Dentistry (Regeneração óssea guiada em Implantologia). Chicago: Quintessence, 1994:101-136.

5. Zellin G, Linde A. Efeitos de diferentes porosidades da membrana osteopromotora na neogénese óssea experimental em ratos. Biomaterials 1996;17:695-702.

6. Wikesjö UME, Lim WH, Thomson RC, Hardwick WR. Reparação periodontal em cães: Oclusão do tecido gengival, um requisito crítico para a GTR? J Clin Periodontol 2003;30:655-664.

7. Omar O, Elgali I, Dahlin C, Thomsen P. Barrier membranes: Mais do que o efeito de barreira? J Clin Periodontol 2019;46(suppl 21):103-123

8. Elgali I, Omar O, Dahlin C, Thomsen P. Guided bone regeneration: Materiais e mecanismos biológicos revisitados. Eur J Oral Sci 2017;125:315-337.

9. Winet H, Hollinger JO. Incorporação de polilactidepolyglycolide num defeito cortical: Neoosteogénese numa câmara óssea. J Biomed Mater Res 1993;27:667-676.

10. Ray JA, Doddi N, Regula D, Williams JA, Melveger A. Polydioxanone (PDS), a novel monofilament synthetic absorbable suture. Surg Gynecol Obstet 1981;153:497-507.

11. Hürzeler MB, Quiñones CR, Schüpbach P. Regeneração óssea guiada à volta de implantes dentários no rebordo alveolar atrófico utilizando uma barreira bioreabsorvível. Um estudo experimental num macaco. Clin Oral Implants Res 1997;8:323-331

12. Hutmacher D, Hürzeler MB, Schliephake H. Uma revisão das propriedades dos materiais de polímeros biodegradáveis e bioreabsorvíveis e dispositivos para aplicações GTR e GBR. Int J Oral Maxillofac Implants 1996;11:667-678.

13. Vert M, Li S, Garreau H. New insights on the degradation of bioresorbable polymeric devices based on lactic and glycolic acids. Clin Mater 1992;10:3-8.

14. Vert M, Mauduit J, Li S. Biodegradação de polímeros PLA/GA: Aumento da complexidade. Biomaterials 1994;15:1209–1213.

15. Böstman OM. Alterações osteolíticas que acompanham a degradação de implantes de fixação de fracturas absorvíveis. J Bone Joint Surg Br 1991;73:679-682.

16. Bergsma EJ, Rozema FR, Bos RR, de Bruijn WC. Foreign body reactions to resorbable poly(L-lactide) bone plates and screws used for the fixation of unstable zygomatic fractures. J Oral Maxillofac Surg 1993;51:666-670.

17. Gotfredsen K, Nimb L, Hjørting-Hansen E. Immediate implant placement using a biodegradable barrier, polyhydroxybutyrate-hydroxyvalerate reinforced with polyglactin 910. Um estudo experimental em cães. Clin Oral Implants Res 1994;5:83-91.

18. Schliephake H, Dard M, Planck H, Hierlemann H, Jakob A. Guided bone regeneration around endosseous implants using a resorbable membrane vs a PTFE membrane. Clin Oral Implants Res 2000;11:230-241.

19. Schmitz JP, Lemke RR, Zardeneta G, Hollinger JO, Milam SB. Isolamento de detritos de degradação de partículas 1 ano após a implantação de uma membrana Guidor para regeneração óssea guiada: Relato de caso. J Oral Maxillofac Surg 2000;58:888-893.

20.Minabe M, Kodama T, Hori T, Watanabe Y. Efeitos do atelocolagénio na reação de cicatrização de feridas após gengivectomia palatina em ratos. J Periodontal Res 1989;24:178-185.

21. Quteish D, Dolby AE. A utilização de membrana de colagénio humano com ligações cruzadas irradiadas na regeneração guiada de tecidos. J Clin Periodontol 1992;19:476-484.

22. Speer DP, Chvapil M, Eskelson CD, Ulreich J. Biological effects of residual glutaraldehyde in glutaraldehyde-tanned collagen biomaterials. J Biomed Mater Res 1980;14:753-764.

23. Lee CR, Grodzinsky AJ, Spector M. The effects of crosslinking of collagen-glycosaminoglycan scaffolds on compressive stiffness, chondrocyte-mediated contraction, proliferation and biosynthesis. Biomaterials 2001;22:3145–3154.

24. Connolly JM, Alferiev I, Clark-Gruel JN, et al. A reticulação de triglicidilamina das cúspides da válvula aórtica porcina ou do pericárdio bovino resulta numa melhor biocompatibilidade, biomecânica e resistência à calcificação: Mecanismos químicos e biológicos. Am J Pathol 2005;166:1-13.

25. Zubery Y, Goldlust A, Alves A, Nir E. Ossification of a novel cross-linked porcine collagen barrier in guided bone regeneration in dogs. J Periodontol 2007;78:112-121

[26] Schenk RK, Buser D, Hardwick WR, et al. Padrão de cicatrização da regeneração óssea em defeitos protegidos por membrana: um estudo histológico na mandíbula canina. Int J Oral Maxillofac Impl 1994; 9: 13-29.

[27] Javed A, Chen H, Ghori FY. Genetic and transcriptional control of bone formation (Controlo genético e transcricional da formação óssea). Oral Maxillofac Surg Clin N.Am 2010; 22: 283-93, vdoi: 10.1016/j.coms.2010.05.001.

[28] Buser D. 20 anos de regeneração óssea guiada em implantologia dentária. 2ª ed. Chicago: Quintessence Pub. Co; 2009.

[29] Misch CE, Dietsh F. Materiais de enxerto ósseo em implantologia dentária. Implant Dent 1993; 2: 158-67.

[30] Evian CI, Rosenberg ES, Coslet JG, et al. The osteogenic activity of bone removed from healing extraction sockets in humans. J Periodontol 1982; 53: 81-5.

[31] Rose L MB, Genco R, Cohen W. Periodontics: Medicina, Cirurgia e Implantes: Elsevier Mosby 2004.

[32] Barboza E, Caula A, Machado F. Potencial da proteína morfogenética óssea humana recombinante-2 na regeneração óssea. Implant Dent 1999; 8: 360-7.

[33] Wang EA, Rosen V, D'Alessandro JS, et al. Recombinant human bone morphogenetic protein induces bone formation. Proceed Nat Acad Sci USA 1990; 87: 2220-4.

[34] Toriumi DM, Kotler HS, Luxenberg DP, et al. Reconstrução mandibular com um fator de indução óssea recombinante. Avaliação funcional, histológica e biomecânica. Arch Otolaryngol Head Neck Surg 1991; 117: 1101-12.

[35] Garg AK. Bone Biology, Harvesting, & grafting for dental implants: rationale and clinical applications. IL: Quintessence Publishing; 2004.

[36] Zaner DJ, Yukna RA. Tamanho das partículas dos materiais de enxerto ósseo periodontal. J Periodontol 1984; 55: 406-9.

[37] Burchardt H. Biology of bone transplantation (Biologia do transplante ósseo). Orthoped Clin N Am 1987;18: 187-96.

[38] Tatum OH, Jr. Enxertos ósseos em sítios intra-orais. J Oral Implant 1996; 22: 51-2.

[39] Schallhorn RG. Problemas pós-operatórios associados aos transplantes de ilíaco. J Periodontol 1972; 43: 3-9.

[40] Dragoo MR, Sullivan HC. Uma avaliação clínica e histológica de enxertos de osso ilíaco autógeno em humanos. II. Reabsorção radicular externa. J Periodontol 1973; 44: 614-25.

[41] Quattlebaum JB, Mellonig JT, Hensel NF. Antigenicidade do aloenxerto de osso cortical liofilizado em defeitos ósseos periodontais humanos. J Periodontol 1988; 59: 394-7.

[42] Mellonig JT, Prewett AB, Moyer MP. Inativação do VIH num aloenxerto ósseo. J Periodontol 1992; 63: 979-83.

[43] Schoepf C. O processo Tutoplast®: uma revisão da eficácia.Zimmer Dental 2008; 17: 40-50.

[44] Urist MR. Osso: formação por autoindução. Science 1965; 150: 893-9.

[45] Mellonig JT, Bowers GM, Bailey RC. Comparação de materiais de enxerto ósseo. Parte I. Nova formação óssea com auto-enxertos e aloenxertos determinada por Estrôncio-85. J Periodontol 1981; 52: 291-6.

[46] Mellonig JT, Bowers GM, Cotton WR. Comparação de materiais de enxerto ósseo. Parte II. Nova formação óssea com auto-enxertos e aloenxertos: uma avaliação histológica. J Periodontol 1981; 52: 297-302.

[47] Schwartz Z, Mellonig JT, Carnes DL, Jr., et al. Capacidade do aloenxerto ósseo desmineralizado liofilizado comercial para induzir a formação de novo osso. J Periodontol 1996; 67: 918-26.

[48] Rummelhart JM, Mellonig JT, Gray JL, et al. A comparison of freeze-dried bone allograft and demineralized freeze-dried bone allograft in human periodontal osseous defects. J Periodontol 1989; 60: 655-63.

[49] Shapoff CA, Bowers GM, Levy B, et al. The effect of particle size on the osteogenic activity of composite grafts of allogeneic freeze-dried bone and autogenous marrow. J Periodontol 1980; 51: 625-30.

[50] Comité de Investigação, Ciência e Terapia da Academia Americana de Peridontologia. Tissue banking of bone allografts used in periodontal regeneration (Banco de tecidos de aloenxertos ósseos utilizados na regeneração periodontal). J Periodontol 2001; 72: 834-8.

[51] Sanders JJ, Sepe WW, Bowers GM, et al. Avaliação clínica de aloenxertos ósseos liofilizados em defeitos ósseos periodontais. Parte III. Aloenxertos ósseos liofilizados compostos com e sem enxertos ósseos autógenos. J Periodontol 1983; 54: 1-8.

[52] Berglundh T, Lindhe J. Cicatrização em torno de implantes colocados em defeitos ósseos tratados com Bio-Oss: um estudo experimental no cão. Clin Oral Implants Res 1997; 8: 117-24.

[53] Artzi Z, Tal H, Dayan D. Mineral ósseo bovino poroso na cicatrização de alvéolos de extração humana. Parte 1. avaliações histomorfométricas aos 9 meses. J Periodontol 2000; 71: 1015-23.

[54] Wetzel AC, Stich H, Caffesse RG. Aposição óssea em implantes orais na área do seio preenchida com diferentes materiais de enxerto: um estudo histológico em cães beagle. Clin Oral Implants Res 1995; 6: 155-63.

[55] van Steenberghe D, Callens A, Geers L, et al. A utilização clínica de mineral ósseo bovino desproteinizado na regeneração óssea em conjunto com a instalação imediata de implantes. Clin Oral Implants Res 2000; 11: 210-6.

[56] Piattelli M, Favero GA, Scarano A, et al. Reacções ósseas ao osso bovino anorgânico (Bio-Oss) utilizado em procedimentos de aumento do seio maxilar: um relatório histológico a longo prazo de 20 casos em humanos. Int J Oral Maxillofac Implants 1999; 14: 835-40.

[57] Lane JM. Substitutos de enxertos ósseos. West J Med 1995; 163: 565-6.

[58] Isaksson S, Alberius P, Klinge B. Influência de três materiais aloplásticos na cicatrização do osso calvário: uma avaliação experimental do polímero HTR, pérolas de lactómero e um gel de suporte. Int J Oral Maxillofac Surg 1993; 22: 375-81.

[59] Bunyaratavej P, Wang HL. Membranas de colagénio: uma revisão. J Periodontol 2001; 72: 215-29. [60] Hammerle CH, Jung RE. Aumento ósseo por meio de membranas de barreira. Periodontologia 2000. 2003; 33: 36-53. [61] Dahlin C. Antecedentes científicos da regeneração óssea guiada. In: Buser D, Dahlin C, Schenk R, Eds. Guided bone regeneration in implant dentistry (Regeneração óssea guiada em implantologia dentária). Chicago, IL: Quintessence Publ; 1994. [62] Dahlin C, Gottlow J, Linde A, et al. Cicatrização de defeitos ósseos maxilares e mandibulares utilizando uma técnica de membrana. Um estudo experimental em macacos. Scand J Plast Reconstr Surg Hand Surg 1990; 24: 13-9.

[63] Buser D, Dula K, Belser U, et al. Aumento localizado do rebordo utilizando regeneração óssea guiada. 1. Procedimento cirúrgico na maxila. Int J Periodont Restorat Dent 1993; 13: 29-45.

[64] Becker W, Lynch SE, Lekholm U, et al. Uma comparação de membranas de ePTFE isoladas ou em combinação com factores de crescimento derivados de plaquetas e fator de crescimento semelhante à insulina-I ou osso desmineralizado congelado na promoção da formação óssea em torno de implantes de alvéolos de extração imediata. J Periodontol 1992; 63: 929-40.

[65] Becker W, Dahlin C, Lekholm U, et al. Avaliação de cinco anos de implantes colocados na extração e com deiscências e defeitos de fenestração aumentados com membranas de ePTFE: resultados de um estudo prospetivo multicêntrico. Clin Implant Dent Relat Res 1999; 1: 27-32.

[66] Buser D, Dula K, Belser UC, et al. Aumento localizado do rebordo utilizando regeneração óssea guiada. II. Procedimento cirúrgico na mandíbula. Int J Periodont Restorat Dent 1995; 15: 10-29.

[67] Buser D, Bragger U, Lang NP, et al. Regeneração e aumento do osso do maxilar utilizando a regeneração de tecidos guiada. Clinl Oral Implants Res 1990; 1: 22-32.

[68] Becker W, Dahlin C, Becker BE, et al. A utilização de membranas de barreira de e-PTFE para promoção óssea em torno de implantes de titânio colocados em alvéolos de extração: um estudo prospetivo multicêntrico. Int J Oral Maxillofac Implants 1994; 9: 31-40.

[69] Nevins M, Mellonig JT. Melhoria do rebordo edêntulo danificado para receber implantes dentários: uma combinação de aloenxerto e a membrana GORE-TEX. Int J Periodont Restorat Dent 1992; 12: 96-111.

[70] Dahlin C, Lekholm U, Becker W, et al. Tratamento de defeitos ósseos de fenestração e deiscência em redor de implantes orais utilizando a técnica de regeneração tecidular guiada: um estudo prospetivo multicêntrico. Int J Oral Maxillofac Implants 1995; 10: 312-8.

[71] Lazzara RJ. Colocação imediata de implantes em locais de extração: vantagens cirúrgicas e restauradoras. Int J Periodont Restorat Dent 1989; 9: 332-43.

[72] Nyman S, Lang NP, Buser D, et al. Regeneração óssea adjacente a implantes dentários de titânio utilizando regeneração tecidular guiada: relato de dois casos. Int J Oral Maxillofac Implants 1990; 5: 9-14.

[73] Bartee BK, Carr JA. Avaliação de uma membrana de politetrafluoroetileno de alta densidade (n-PTFE) como material de barreira para facilitar a regeneração óssea guiada na mandíbula do rato. J Oral Implant 1995; 21: 88-95.

[74] Bartee BK. Avaliação de uma nova membrana de regeneração de tecidos guiada por politetrafluoroetileno na cicatrização de locais de extração. Compend Cont Edu Dent 1998; 19: 1256-8, 60, 62-4.

[75] Barber HD, Lignelli J, Smith BM, et al. Utilização de uma membrana de PTFE densa sem encerramento primário para obter regeneração óssea e tecidular. Jornal de cirurgia oral e maxilofacial: J Am Assoc Oral Maxillofac Sur 2007; 65: 748-52.

[76] Hoffmann O, Bartee BK, Beaumont C, et al. Preservação do osso alveolar em alvéolos de extração utilizando membranas de dPTFE não reabsorvíveis: um estudo retrospetivo não aleatório. J Periodontol 2008; 79: 1355-69.

[77] Crump TB, Rivera-Hidalgo F, Harrison JW, et al. Influência de três tipos de membranas na cicatrização de defeitos ósseos. Oral Surg Oral Med Oral Pathol Oral Radiol Endod 1996; 82: 365-74.

[78] Bartee BK. A utilização da membrana de politetrafluoroetileno de alta densidade para tratar defeitos ósseos: relatórios clínicos. Implant Dent 1995; 4: 21-6.

[79] Barboza EP, Stutz B, Ferreira VF, et al. Regeneração óssea guiada utilizando membranas de politetrafluoroetileno não expandidas na preparação para a colocação de implantes dentários - um relatório de 420 casos. Implant Dent 2010; 19: 2-7.

[80] Walters SP, Greenwell H, Hill M, et al. Comparação de membranas de teflon porosas e não porosas mais um xenoenxerto no tratamento de defeitos ósseos verticais: um estudo clínico de reentrada. J Periodontol 2003; 74: 1161-8.

[81] Lamb JW, 3rd, Greenwell H, Drisko C, et al. A comparison of porous and non-porous teflon membranes plus demineralized freeze-dried bone allograft in the treatment of class II buccal/lingual furcation defects: a clinical reentry study. J Periodontol 2001; 72: 1580-7.

[82] Sumi Y, Miyaishi O, Tohnai I, et al. Aumento do rebordo alveolar com malha de titânio e osso autógeno. Oral Surg Oral Med Oral Pathol Oral Radiol Endod 2000; 89: 268-70.

[83] Jovanovic SA, Nevins M. Bone formation utilizing titaniumreinforced barrier membranes. Int J Periodont Restorat Dent 1995; 15: 56-69.

[84] Malchiodi L, Scarano A, Quaranta M, et al. Fixação rígida por meio de malha de titânio na expansão do rebordo edêntulo para aumento do rebordo horizontal na maxila. Int J Oral Maxillofac Implants 1998; 13: 701-5.

[85] Steflik DE, Corpe RS, Young TR, et al. Avaliação in vivo da biocompatibilidade de biomateriais implantados: morfologia das interações implante-tecido. Implant Dent 1998; 7: 338-50.

[86] Jovanovic SA, Schenk RK, Orsini M, et al. Supracrestal bone formation around dental implants: an experimental dog study. Int J Oral Maxillofac Implants 1995; 10: 23-31.

[87] Buser D, Ruskin J, Higginbottom F, et al. Osseointegração de implantes de titânio em osso regenerado em defeitos protegidos por membrana: um estudo histológico na mandíbula canina. Int J Oral Maxillofac Implants 1995; 10: 666-81.

[88] Buser D, Dula K, Hirt HP, et al. Aumento do rebordo lateral utilizando auto-enxertos e membranas de barreira: um estudo clínico com 40 pacientes parcialmente edêntulos. Jornal de cirurgia oral e maxilofacial. J Am Assoc Oral Maxillofac Sur 1996; 54: 420-32; discussão 32-3.

[89] Machtei EE. O efeito da exposição da membrana no resultado de procedimentos regenerativos em humanos: uma meta-análise. J Periodontol 2001; 72: 512-6.

[90] Murphy KG. Complicações pós-operatórias de cicatrização associadas ao material periodontal Gore-Tex. Parte I. Incidência e caraterização. Int J Periodont Restorat Dent 1995; 15: 363-75.

[91] Murphy KG. Complicações de cicatrização pós-operatória associadas ao material periodontal Gore-Tex. Parte II. Efeito das complicações na regeneração. Int J Periodont Restorat Dent1995; 15: 548-61.

[92] Simion M, Baldoni M, Rossi P, et al. Um estudo comparativo da eficácia das membranas de e-PTFE com e sem exposição precoce durante o período de cicatrização. Int J Periodont Restorat Dent 1994; 14: 166-80.

[93] Zitzmann NU, Naef R, Scharer P. Membranas reabsorvíveis versus não reabsorvíveis em combinação com Bio-Oss para regeneração óssea guiada. Int J Oral Maxillofac Implants 1997; 12: 844-52.

[94] Selvig KA, Kersten BG, Chamberlain AD, et al. Cirurgia regenerativa de defeitos periodontais intra-ósseos utilizando membranas de barreira de ePTFE: avaliação microscópica eletrónica de varrimento das membranas recuperadas versus cicatrização clínica. J Periodontol 1992; 63: 974-8.

[95] Tempro PJ, Nalbandian J. Colonização de membranas de politetrafluoroetileno recuperadas: observações morfológicas e microbiológicas. J Periodontol 1993; 64: 162-8.

[96] Nowzari H, Slots J. Microbiologic and clinical study of polytetrafluoroethylene membranes for guided bone regeneration around implants. Int J Oral Maxillofac Implants 1995; 10: 67-73.

[97] Augthun M, Yildirim M, Spiekermann H, et al. Cicatrização de defeitos ósseos em combinação com implantes imediatos utilizando a técnica da membrana. Int J Oral Maxillofac Implants 1995; 10: 421-8.

[98] Misch CM, Misch CE. A reparação de defeitos de crista severos localizados para colocação de implantes utilizando enxertos de osso mandibular. Implant Dent 1995; 4: 261-7.

[99] Pihlstrom BL, McHugh RB, Oliphant TH, et al. Comparação do tratamento cirúrgico e não cirúrgico da doença periodontal: uma revisão dos estudos actuais e resultados adicionais após 61/2 anos. J Clin Periodontol 1983; 10: 524-41.

[100] Rasmusson L, Sennerby L, Lundgren D, et al. Alterações morfológicas e dimensionais após a remoção da barreira no osso formado para além dos limites esqueléticos dos implantes de titânio: um estudo cinético na tíbia de coelho. Clin Oral Implants Res 1997; 8: 103-16.

[101] Hutmacher D, Hurzeler MB, Schliephake H. Uma revisão das propriedades dos materiais de polímeros biodegradáveis e bioreabsorvíveis e dispositivos para aplicações GTR e GBR. Int J Oral Maxillofac Implants 1996; 11: 667-78.

[102] Simon BI, Von Hagen S, Deasy MJ, et al. Alterações na altura e largura do osso alveolar após o aumento do rebordo com enxerto ósseo e membranas. J Periodontol 2000; 71: 1774-91.

[103] Piattelli A, Scarano A, Coraggio F, et al. Early tissue reactions to polylactic acid resorbable membranes: a histological and histochemical study in rabbit. Biomaterials 1998; 19: 889-96.

[104] von Arx T, Broggini N, Jensen SS, et al. Durabilidade da membrana e resposta tecidular de diferentes membranas de barreira bioreabsorvíveis: um estudo histológico na calvária de coelho. Int J Oral Maxillofac Implants 2005; 20: 843-53.

[105] Simion M, Maglione M, Iamoni F, et al. Bacterial penetration through Resolut resorbable membrane in vitro: an histological and scanning electron microscopic study. Clin Oral Implants Res 1997; 8: 23-31.

[106] Wang HL, Carroll MJ. Guided bone regeneration using bone grafts and collagen membranes (Regeneração óssea guiada utilizando enxertos ósseos e membranas de colagénio). Quint Int 2001; 32: 504-15.

[107] Postlethwaite AE, Seyer JM, Kang AH. Chemotactic attraction of human fibroblasts to type I, II, and III collagens and collagenderived peptides. Proceed Nat Acad Sci USA 1978; 75: 871-5.

[108] Locci P, Calvitti M, Belcastro S, et al. Phenotype expression of gingival fibroblasts cultured on membranes used in guided tissue regeneration. J Periodontol 1997; 68: 857-63.

[109] Schlegel AK, Mohler H, Busch F, et al. Estudos pré-clínicos e clínicos de uma membrana de colagénio (Bio-Gide). Biomaterials 1997; 18: 535-8.

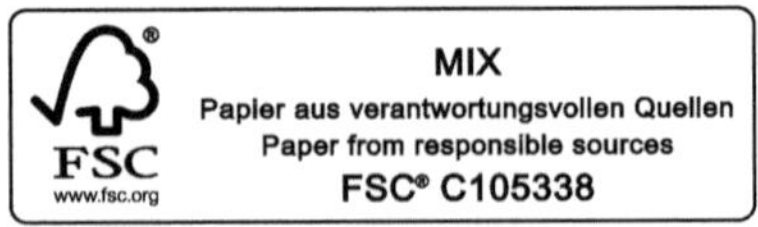

Printed by Books on Demand GmbH, Norderstedt / Germany